21天养成科学用眼习惯

于红昶　著

科学普及出版社

·北　京·

图书在版编目（CIP）数据

21天养成科学用眼习惯 / 于红昶著 . -- 北京：科学普及出版社，2022.1（2024.7 重印）

ISBN 978-7-110-10358-6

I. ① 2… Ⅱ. ① 于… Ⅲ. ① 眼—保健—基本知识

Ⅳ. ① R77

中国版本图书馆 CIP 数据核字（2021）第 208383 号

策划编辑	符晓静　齐　放
责任编辑	李　洁
封面设计	中科星河
正文设计	中文天地
责任校对	张晓莉
责任印制	李晓霖

出　　版	科学普及出版社
发　　行	中国科学技术出版社有限公司
地　　址	北京市海淀区中关村南大街16号
邮　　编	100081
发行电话	010-62173865
传　　真	010-62173081
网　　址	http://www.cspbooks.com.cn

开　　本	880mm×1230mm　1/32
字　　数	146千字
印　　张	6.875
版　　次	2022年1月第1版
印　　次	2024年7月第2次印刷
印　　刷	北京博海升彩色印刷有限公司
书　　号	ISBN 978-7-110-10358-6 / R·894
定　　价	39.80元

前　　言

眼健康已经成为我国国民目前非常严重的问题。1990—2019 年，我国中、重度视觉障碍患病率增加了 1 倍以上，明显高于其他世界主要经济体，更为严重的是患者趋于年轻化：儿童、青少年总体近视率高达 53.6%；以前一般在 60 岁才会出现的白内障、青光眼等致盲性眼病，如今却在青年，甚至中学生身上频频出现。眼健康问题正在严重影响着我们民族的未来发展，保护眼健康刻不容缓。

我们以近视为例，分析一下造成这一问题的原因。

1. 缺乏全面的知识

近视发病的机制不是单一的，很多人只是凭感觉、经验或网络信息来防控近视。这些不全面、不完整、不正确的防控知识，无法从根本上指导和帮助人们全面地防控和改善近视。更有甚者，不是从近视的成因上着手解决问题，而是走获取"灵丹妙药"的"捷径"，常常会落入无知的陷阱，不仅浪费了时间和金钱，还贻误了正确的治疗时机。

2．不良的用眼习惯

长时间近距离用眼、不良的生活方式（缺少户外活动、运动不足、精神紧张、熬夜等）、不正确的行为习惯（驼背、眯眼、揉眼等）……这些常见的不良用眼习惯破坏了眼睛生长的自然规律。特别是少年儿童正处于眼球发育的关键期，过早地通过写字、弹钢琴等方式进行智力开发，会让孩子的眼睛受到伤害。

3．不健康的饮食

一直以来我们都忽视了健康饮食对眼健康的重要性。基因科学家研究发现：基因对生物性状（智商、寿命、疾病等）的影响只有不到10%，其余的约90%都是受到后天因素（营养、教育、医疗等）的影响。基因并不是固定的，而是一直处于变化之中。不健康的饮食习惯（包括饮食结构、烹饪方式、食材来源等）是现代人基因突变、疾病丛生的重要原因之一。健康的饮食能够为身体提供充足的营养，让我们精力充沛，增强免疫力，抵御疾病，延缓衰老，特别是对保护视力、防治眼病非常重要。由于眼睛结构特殊，新陈代谢缓慢，需要一定时间才能完成眼睛物质结构的重建，所以营养供应的方式和方法就非常重要。无论你的年龄有多大，现在开始健康饮食都为时不晚。

人们普遍认为保护眼健康的主体是青少年，成年人就不需要了。实际上关爱眼睛对成年人自身十分重要，而且成年人的行为规范为青少年从小养成爱护眼睛的好习惯起到了非常重要的示范作用。

科学的方法可以有效地预防和改善近视等眼病，这正是科普的重要意义。本书就是针对眼健康问题，从"爱眼知识""科学用眼""健康饮食"三个维度，向读者提供容易理解、便于操作、真正有效的科学用眼方法，通过 21 天的学习和锻炼，帮助读者改善生活方式，养成科学用眼习惯。同时希望通过本书，能够提高全社会的眼健康意识，让更多的人拥有一个光明的世界。

2021 年 8 月 25 日于北京

本书的使用方法

习惯的养成是需要时间的。行为心理学研究表明：21 天的重复会形成习惯，90 天的重复会形成稳定的习惯。21 天是我们培养一个习惯最短也是最难的周期，因为人有抵抗新变化、维持现状的天性。坚持每天去做，完成第 1 个 21 天你就开始形成习惯，坚持第 2 个、第 3 个 21 天，你就会越来越轻松，越来越自律。

将好习惯坚持下去，需要的不仅仅是毅力，更需要正确的方法。很多人想一步到位，豪情万丈地给自己设定一个难度较高、内容较多的计划，但在实际执行中可能只有三分钟的热度。因此，在设定计划时，不要同时培养多项习惯，应有针对性地锁定目前最迫切的 1~2 项，循序渐进。

比如小学生，请保障他们平均每天 2 小时以上的户外活动时间；如果出现痉挛近视，就要增加眼肌训练，还可以通过雾视法进行矫正；如果患有干眼症，可以通过热敷、眼保健操等方法进行改善。

再比如长时间伏案学习或工作的人，就要注意姿势和设置休息时间，或从"改善脊柱弯曲训练""增强肺活量训练"着手来培养好习惯。

如果有家族病史（如高度近视、青光眼等），不但要定期做眼科检查，父母更要平时观察孩子的视力问题，及早干预。

目 录
CONTENTS

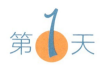

一、爱眼知识：眼睛

眼睛是人体的重要感官器官，80% 以上的信息是通过眼睛获取的。眼睛近似于球形，包括眼球壁（外层的角膜、巩膜，中层的虹膜、睫状体、脉络膜，内层的视网膜）、眼内容物（房水、晶状体、玻璃体）、眼副器（眼睑、结膜、泪器、眼外肌、睫毛等）、视神经、血管等组织（图 1-1）。

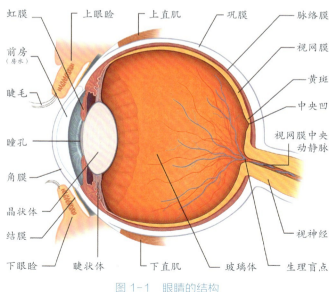

图 1-1　眼睛的结构

可将眼睛类比于一架照相机，光线通过屈光系统（角膜、房水、晶状体、玻璃体），成像在视网膜上，将光信号转换成电信号，通过视神经传送到大脑，大脑视皮质处理后产生视觉（图1-2，表1-1）。

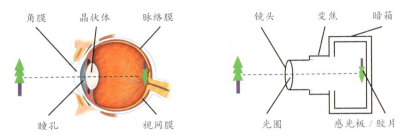

图1-2 眼睛成像与照相机成像类比

表1-1 眼睛与照相机结构对应关系

眼睛	角膜	瞳孔	晶状体	脉络膜	视网膜
照相机	镜头	光圈	变焦	暗箱	感光板/胶片

二、科学用眼：眼肌训练

俗话说："人老先老腿。"这是因为从40岁开始，人体的肌肉每年会以不同的速度减少。当肌肉减少30%时就会严重影响生活质量，如行走困难、容易跌倒等。造成这种状况的原因主要有以下两个。

（1）力量型运动减少，导致人体肌肉强度逐渐下降，加剧了肌肉的分解流失。

（2）蛋白质摄入不足。肌肉主要由蛋白质构成，当运动量减少或年龄增大时，身体对蛋白质的吸收和合成能力随之降低，肌肉就会减少。

用进废退，眼睛的肌肉（即眼肌）也需要锻炼。本来青少年肌肉的含水量就比成年人高、蛋白质比成年人低，再加上身体（包括眼球）发育过快、体能素质没有跟上，肌肉纤维较细，肌力弱，耐力差，再加上长时间近距离用眼使眼肌长期处于紧张状态，调节功能减弱，导致眼疲劳，从而引发各种眼病。市场上大多数宣称能防治近视的产品和措施，都只是针对让眼肌放松而设计的，但对绝大多数人而言，这么做不仅无效，还可能帮倒忙、增加近视度数。

眼肌和身体其他肌肉一样受神经支配，1 根眼肌神经支配着 3~5 根肌肉纤维，而 1 根骨骼肌神经要支配 50~125 根肌肉纤维，可见眼肌对运动的控制要比其他肌肉更精准、任务更繁重。眼肌由放松到紧张，再由紧张到放松的强化训练（肌肉力量、运动速度、幅度和耐力），可以使眼睛获得丰富的营养物质，加速蛋白质的合成，改善肌肉功能（肌肉纤维变粗、数量增加），提高抗疲劳能力，使眼睛灵活自如，炯炯有神（表 1-2）。

表 1-2　眼肌的种类和作用

种　类	作　用
眼球肌	6 块肌肉（上直肌、下直肌、内直肌、外直肌、上斜肌和下斜肌），维持眼球平稳自由转动，且不产生过量或跳跃。如果 1 条或几条肌肉发炎、外伤、神经障碍，就会导致斜视和复视
上眼睑提肌	控制上眼睑的开合
睫状肌	调节晶状体变厚变薄，改变屈光。如果睫状肌劳累痉挛，就会导致痉挛近视，进一步可能会发展为轴性近视
瞳孔肌	2 块肌肉（括约肌和开张肌），调节瞳孔的大小，控制光线进入眼内的多少

眼肌训练方法 1：转动眼球

（1）全身放松，双眼睁开，凝视正前方。

（2）头颈不动，只转动眼球，缓慢转至最左侧，顺时针转动 10 圈，最后回到正前方。

（3）眼球缓慢转至最右侧，逆时针转动 10 圈，最后回到正前方。

（4）转动眼球时尽可能转到视野的极限。训练初期可以用手指尖［图 1-3（a）］来辅助找位：手臂伸直、竖起食指转圈，眼球随指尖转动［图 1-3（b）］。

（5）除顺逆时针转眼球之外，也可以倒 8 字转［图 1-3（c）］。

（6）训练初期可能会流眼泪，还有酸胀的感觉，属正常现象。如果累了，就闭眼休息几秒钟再接着转。

（7）早、中、晚各练习一次，每次 5~10 分钟。如果是学生，不建议课间练习此法，课间应尽量到室外远眺。

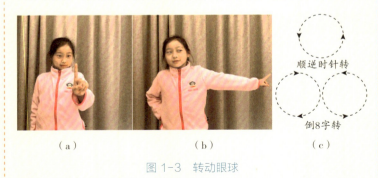

（a）　　　　　　　　　（b）　　　　　　　　　（c）

图 1-3　转动眼球

眼肌训练方法2：远近切换

交替看远、看近（图1-4），仔细观察目标物体的细节，是一种使睫状肌由放松到紧张，再由紧张到放松的强化训练。坚持训练，可以达到锻炼眼肌、增强调节能力的效果。

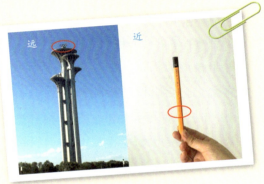

图1-4　远近切换

（1）看远，选定一个目光所及的清晰目标（比如奥林匹克塔上的奥林匹克标志，只要目标够远、够清晰就可以）。

（2）看近，手臂伸直，手握一支铅笔。

（3）先看远处目标，停留5秒钟，再看近处的铅笔上的字，停留5秒钟，其间不要眨眼。

（4）完成步骤（3）后，闭眼休息2秒钟，再重复以上步骤10~20遍。

（5）早、中、晚各练习一次。

眼肌训练方法3：极目远眺

远眺可以使眼部肌肉放松，晶状体和眼轴复位，让眼睛得到很好的休息。

（1）选择室外或窗口，漫无目标、极目远眺1分钟，不用固定注视某个目标，自然眨眼，可以不戴眼镜［图1-5（a）］。

（2）选定一个尽量远的目标（比如楼宇上的文字），介于半清楚半模糊的状态，睁大眼睛，一定不要眯眼、皱眉，全神贯注地盯住目标15秒钟，努力让自己看清目标的每一个细节，其间不要眨眼［图1-5（b）］。

（3）闭眼休息5秒钟，再重复（2）的步骤5~10遍。

（4）最后重复（1）的动作1遍。

（5）每天可随时训练（包括课间或工作休息时）。

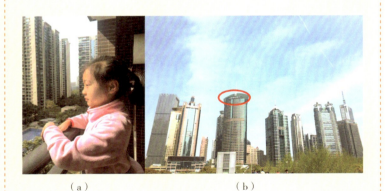

（a）　　　　　　　　　　　（b）

图1-5　极目远眺

注意事项：

（1）第 3 步的闭眼休息很重要。眼睛长时间处于光线强度基本不变的环境中，闭眼不但可以让眼睛得到休息，还可以让眼睛处于明暗交替的变化中，增强视细胞对光线的敏感性。

（2）由于室内距离很难满足使睫状肌放松的 5 米最短距离，所以一定要到室外或窗口实景望远。

（3）平时行走时不要含胸低头，要挺胸抬头看远处。

三、健康饮食：营养均衡

现代人忽略了饮食的重要性，导致营养失调（包括营养过剩和营养不良），免疫力变差，引发了各种慢性非传染性疾病。

食物的营养成分可分为六大类：碳水化合物、脂肪、蛋白质、维生素、矿物质和水。维生素、矿物质和水，虽然不能像脂肪、蛋白质、碳水化合物一样直接供给人体能量，但是在协助这三大营养成分进行生物反应和释放能量、调节新陈代谢、维持体内各个器官的正常运作上起到了重要作用。三大营养成分的主要食物来源见表1-3。

表 1-3　三大营养成分的主要食物来源

营养成分	主要食物来源
碳水化合物	糖类（果糖、蔗糖、麦芽糖）、谷物（米、面、玉米、燕麦）、水果（香蕉、葡萄）、干果、根茎类（胡萝卜、红薯）
脂肪	动物脂肪（猪油、奶油、鱼油、肥肉、鱼肝油、骨髓）、植物脂肪（花生、芝麻、葵花子、核桃、松仁、橄榄油、黄豆）
蛋白质	动物蛋白（鱼、虾、禽、红肉、蛋、奶）、植物蛋白（五谷、豆制品、坚果）

　　高糖（即高碳水化合物）、高盐、高油（包括不健康食用油）、缺乏微量元素和抗氧化食物等营养不均衡是导致近视等眼病的主要原因之一。两千年前的《黄帝内经》就提出了"五谷为养，五果为助，五畜为益，五菜为充"的膳食平衡原则，强调食物和种类的多样化。

　　膳食平衡能够促进人体健康生长、发育和免疫，能够预防疾病，从而降低发生各种形式营养失调的风险。从天然食物中摄取营养，是最安全、最健康的方式。所以最好让孩子从小就意识到营养均衡的重要性，了解每种营养成分每日的建议摄取量和摄取方式。

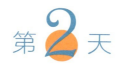

一、爱眼知识：近视

（一）什么是屈光不正

为了看清远处和近处的物体，眼睛主要是通过睫状肌的收缩来改变晶状体的折射曲率来进行调节：当睫状肌收缩时，晶状体变厚，曲率半径变小，折射能力强，可看清近处物体；当睫状肌放松时，晶状体变薄，曲率半径变大，折射能力弱，可看清远处物体。如果物体的影像（物像）正好落在视网膜上，我们就能看清楚；如果物像落在视网膜之前或之后，我们就会看不清。这种现象被称作屈光不正，包括近视、远视和散光（图2-1）。

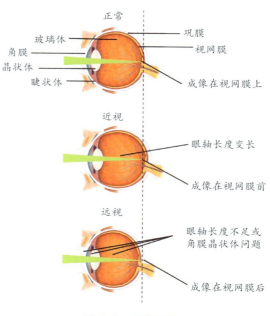

图 2-1 屈光不正

（二）近视

近视是屈光不正的一种，根据度数，分为轻度近视、中度近视、高度近视（表 2-1）。当眼睛在放松状态时（即晶状体最薄），5 米远的平行光线进入眼内，聚焦在视网膜之前，导致物像模糊，称为近视。

表 2-1　近视的分类

	轻度近视	中度近视	高度近视
度数	≤300度	300~600度	>600度

近视的人眼轴会逐渐变长（表现为眼球突出、转动受限），最容易眼疲劳（眼睛发胀、酸涩、发干、有异物感、头痛），高度近视的人患视网膜脱离、黄斑病变、青光眼和白内障的风险更高。

近视的原因

近视已成为影响我国国民尤其是青少年眼健康的重大公共卫生问题。造成近视的原因很多，其中遗传因素、用眼习惯和生活方式是主要因素。

1.遗传因素

近视具有一定的遗传倾向。父母近视，他们的孩子发生近视的可能性比父母没有近视的高 7~8 倍（高度近视为常染色体隐性遗传）。但这并不是说父母近视下一代就一定近视，父母不近视孩子就一定不近视。50 岁以上的因纽特人几乎没有近视的，但是随着年轻的因纽特人进入城市生活，40% 以上的人也患上了近视。近视遗传并不是必然事件，所以不要恐慌。研究发现用眼习惯和生活方式是遗传的诱因，我们可以通过科学方法减轻遗传带来的风险。

2. 用眼习惯

过早、长时间地近距离用眼是我国青少年近视高发的主要原因。眼轴会随着身体发育有规律地一点点增长（眼轴增长因人而异，12 岁以前是快速生长期，平均每年增长 0.4~0.6 毫米；12 岁以后是缓慢生长期，平均每年增长 0.1~0.3 毫米），在 12 岁以前视力是有一定的生理性远视储备的（表 2-2）。但是违反身体和心智的发展规律、过早进行智力开发（比如写字、弹钢琴等）的同时，也在促使眼睛提前发育，提前消耗了远视储备。进入学龄期后长时间、高强度、近距离地阅读、写作业或使用电子产品，睫状肌长期收缩不堪重负，导致眼球需要通过增加眼轴长度来适应，就会产生近视，而且近视度数会逐渐加深。

表2-2　不同年龄段眼轴发育平均值　单位：毫米

年龄	0岁	3岁	6岁	12岁	20岁
眼轴发育均值	16	18	19.6	22	24

3. 生活方式

（1）户外光照时间少。近40年来我们的出行方式和居住条件发生了巨大的变化，每天与阳光直接接触的时间越来越少：车窗有隔热膜、室内窗户也是双层玻璃……青少年的课余时间不是被繁重的作业占用，就是宅在家里。据统计我国青少年平均每天的有效户外活动时间不到1小时。隔着玻璃，阳光中的紫外线会被吸收，使人体无法有效分泌多巴胺来抑制眼轴的增长。另外，户外有足够的视距，能使眼肌得到充足的锻炼。光照对近视的预防作用需要达到一定的量（数量和质量的阈值效应）才起作用，特别是5~12岁的少年儿童，每天2个小时以上的户外活动时间可以大大降低近视患病率，比等到12~18岁再增加户外活动时间更有效果。

（2）体温变低。运动量减少、肥胖等都会使体温降低。体温每降低1℃，新陈代谢降低12%，免疫力降低30%。眼睛中99%是水，若体温过低会严重影响眼睛的新陈代谢。

（3）营养不均衡。不健康的饮食方式（经常吃零食、外卖、甜食、高碳水化合物、高盐等）、不健康的生活方式（经常熬夜、吸烟喝酒等）、过快的体型增长，都会造成体内缺乏有益于眼睛的微量元素、蛋白质。

由此可见，导致近视的原因很多，我们必须采用综合措施进行防治，没有捷径可走。有些家长往往等孩子看不清黑板的时候才到处寻医问药，但医生只能帮人矫正视力，而不能替人保护视力。还有不少人希望能够找到一种快速、轻松治愈近视的方法或药物（不少商家正是迎合了这种心理），宁愿花重金购买各种治疗仪、营养品，也不养成好的用眼习惯和生活方式。

真性近视和假性近视

真性近视和假性近视的叫法并不科学。之前认为增长的眼轴是不能缩短的，但目前有研究证实：通过光谱、生物节律、多巴胺、胶原合成、脉络膜增厚、基因调节等可以实现眼轴缩短。所以我们可以用轴性近视和痉挛近视代替之前的真假近视叫法。

因为长时间近距离用眼，睫状肌持续收缩，导致调节痉挛、视物模糊。经过休息或采用科学训练，眼球可恢复到原有状态，此为痉挛近视；如果不能恢复（晶状体变厚、眼轴变长）则为轴性近视。轴性近视的眼轴会超过 24 毫米的平均长度（眼轴每增加 1 毫米，近视度数增加 300 度），眼球外观有不同程度的外凸。

必须要强调的是：裸眼视力的提高，并不意味着近视度数就一定降低了，还需要通过验光来确定。国内一般通过散瞳（国外使用雾视法）的方式区分轴性近视和痉挛近视。散瞳会使睫状肌放松调节，如果视力提升即为痉挛近视，如果视力不变则为轴性近视。痉挛近视阶段若没有得到科学治疗，或只是戴近视镜矫正的话，会导致眼轴变长从而演变成轴性近视。

（三）低视力

低视力是指通过手术、药物治疗和常规屈光矫正都无法改善视力、视野和对比敏感度的视力障碍（表 2-3）。

表 2-3　低视力的数据界定

	一级盲	二级盲	一级低视力	二级低视力
最佳矫正视力	<0.02~无光感	≥ 0.02~0.05	≥ 0.05~0.1	≥ 0.1~0.3
视野半径	<5 度	<10 度	—	—

所有人都可能患有低视力，除儿童的先天性疾病或遗传性疾病以外，主要是由高度近视等眼病和其他身体疾病引起的视神经或视

网膜病变（表2-4）。

表2-4　不同年龄段患低视力的主要病因

年龄段	主要病因
30岁以下	先天、遗传性眼病或眼球震颤、高度近视
30~60岁	视神经萎缩（青光眼、白内障等引起）
大于60岁	老年性黄斑损害（糖尿病性视网膜病变等引起）

低视力并不是失明，也不是弱视。低视力患者可以借助助视器等康复手段提高视觉能力，改善独立生活的质量，更重要的是避免抑郁、重建生活的自信及自尊。

二、科学用眼：雾视法训练

近视一般是通过佩戴近视眼镜（凹透镜，负镜）来矫正，青少年可以通过角膜塑形镜（俗称"OK镜"）、低剂量阿托品（0.01%）来减缓近视的发展，激光手术也可以"速效"地在一段时间内改善视力。

雾视法是一种对防治青少年近视行之有效的科学方法，对正常视力能起到预防近视的作用，对视力不良可起到增进或恢复正常视力的作用。佩戴远视眼镜（凸透镜，正镜）视物会有放大效果，可以强迫睫状肌放松、解除调节压力、防止肌肉痉挛。由于戴远视眼镜看远景好像在云雾中，这种矫正近视的方法被称为雾视法，可分为远雾视和近雾视两种。戴近视眼镜矫正视力的效果立竿见影，而雾视法则需要一定时间（半年）的坚持才能看到预防和控制效果。若是两种方法结合使用则收效更大（表2-5）。

表 2-5　雾视法

	近雾视	远雾视
远视眼镜度数	+100~200 度（以看清字体、不感觉头晕为标准）	+300 度
用眼距离	近距离（大于 1 尺）用眼（阅读、写作业）	5 米以外望远
佩戴时长	近距离用眼时都可以佩戴	小学生 30 分钟、中学生 60 分钟，每天佩戴 1~2 次
作用	预防和矫正痉挛近视	①预防和矫正痉挛近视 ②鉴别轴性近视和痉挛近视：佩戴后如视力进步则为痉挛近视，反之则为轴性近视

注：(＋) 代表远视；1 尺 ≈ 33 厘米。

注意事项：

（1）刚开始戴远视眼镜可能会头晕，一般 20 分钟后就会适应。

（2）阅读时，在保证能看清楚的前提下，尽量将书本或屏幕放远一些（不要局限于 1 尺，越远越好，养成手臂伸直握书的习惯）。

（3）对治疗痉挛近视有明显效果（包括成人），对轴性近视起到减缓其发展的作用。

（4）即使青少年没有近视，戴远视眼镜，对于缓解眼睛肌肉紧缩、预防近视也十分有益。

（5）即使佩戴远视眼镜，也要切记近距离用眼 40 分钟望远 5~10 分钟，良好的用眼习惯是防治近视最重要的基础。

三、健康饮食：饮食七拳法

挑食会导致营养不良，间接影响视力。那么每类食物每天吃多少合适？每个人的情况不一样，大多数人做不到严格按照克数来计算。"饮食七拳法"给出了每日营养摄取种类和数量的简单计算方法（表 2-6）。

表 2-6　饮食七拳法

七拳法	项目	内容
1 拳	五谷	豆制品、薯类优于米、面，粗粮优于精粮
1 拳	肉类	每周 2 次鱼类和 1 次动物内脏
1 拳	乳制品	—
1 拳	蛋类和坚果	—
1 拳	水果	餐前或餐后 2 小时
2 拳	蔬菜	—

饮食七拳法可以很好地保证营养平衡。另外，要注意以下几点：

（1）建议早、中、晚饭的比例是 3∶3∶1，早饭和晚饭间隔 12 个小时为宜。

（2）每一类食物要经常更换。

（3）一定要少吃零食（如饼干、薯片、小面包、糖果、含糖饮料）、方便面、比萨、调味酱、油炸食品和外卖。因为这些食品中糖、盐和油的含量过高。

（4）烹饪时尽量采用蒸、炖、煮，减少煎、炒、炸，选择合适的食用油，少盐少糖。

（5）我国国民碳水化合物摄取的比例偏高，尽量少食精米精面，多食粗粮。

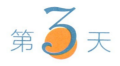

一、爱眼知识：远视和散光

（一）远视

远视也是屈光不正的一种，与近视相反，是平行光聚焦成像在视网膜后面，使得看远模糊、看近更模糊，导致经常性视疲劳。远视由眼轴长度不足、角膜弯曲度较小（先天型平角膜）或晶状体屈光力减弱（年老的生理变化）等原因所致。视力表检查不容易发现远视，需要到医院做眼科检查，一般通过佩戴远视眼镜（凸透镜）进行矫正。

90% 以上的学龄前儿童都存在远视问题。大部分属于生理发育性远视，随着年龄增长，远视储备减少、眼轴变长，远视度数逐渐减小，无须矫正。但仍有 20% 的远视属于病理性的，由遗传因素或外界环境因素造成的眼球发育落后或停止，形成远视眼。

学龄前儿童大多不需要长时间用眼学习，一般不容易发现有远视症状，但是进入学龄期后，近距离用眼增多，就会出现眼睛酸胀、流泪、头痛、注意力不集中、容易疲劳，不能长时间用眼学习。停止用眼或睡眠后症状会减轻或消失，因此常被家长误认为是"感冒"或"不爱学习"。所以要特别重视儿童的远视问题，否则不仅影响学习，更重要的是眼底长期得不到视觉刺激，容易发生弱视、斜视。要抓紧 6 岁以前的治疗黄金时机，千万不要拖延，等到 12 岁以后再治疗，视力就会很难恢复。

（二）散光

小测试

我们一起做一个小测试：

（1）摘掉眼镜（无论是框架眼镜还是隐形眼镜）。

（2）将右侧的散光测试图（图 3-1）与眼睛同高、由远至近刚好可以看到图中的线条，并保持此位置不变（在眼前 30~50 厘米处）。

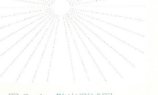

图 3-1　散光测试图

（3）遮住一只眼睛，用单眼交替观察测试图中虚线颜色的深浅。

如果看到的所有虚线均匀排布，清晰度差不多，没有特别的深浅区分，则眼睛不存在明显的散光现象；如果看到的虚线有些特别清晰黑亮、有些模糊，则说明眼睛有一定程度的散光（图 3-2）。注意：以上测试仅为初步评测，高度近视、远视的散光用此方法不

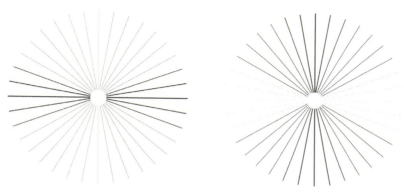

图 3-2　散光视物模拟

一定能够测出。

　　如果你测试完发现自己有散光，不要害怕，不要慌张，因为很多人都会有不同程度的散光（轻度 ≤ 2.00D、中度 2.00~4.00D、重度 >4.00D 散光。低于 1.00D 属于生理性散光，正常），而且如果是中度以下散光，通过矫正完全不影响视力健康。

　　散光是什么原因造成的呢？由于眼球并不是完美的球形，而是椭圆形，如果你的角膜或晶状体不光滑且弯曲不均匀，则光线无法正确折射聚焦在视网膜的一点上，视物就会模糊、失真（图 3-3）。

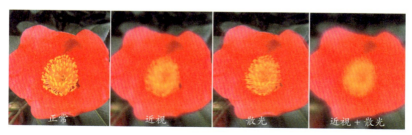

图 3-3　屈光不正视物模拟

经常揉压眼睛、眯眼视物、不良的用眼习惯、缺少户外运动、肥胖、眼外伤、眼手术和眼部疾病（如圆锥形角膜）都可能改变角膜和晶状体的形状，导致散光和近视度数增加。

中度以下的散光一般通过佩戴柱镜进行矫正，重度散光需选择硬性角膜接触镜或手术治疗。中医临床研究发现：中医可改善角膜微循环，促进角膜均衡发育，达到减轻或消除散光的目的。当儿童（尤其是学龄前儿童）看东西不自觉地眯眼、歪头时，就需要到医院检查。如果确定是散光就要及时矫正，否则会形成终身弱视、斜视。

二、科学用眼：眼镜

（一）眼镜度数加深过程及配镜原则

眼镜（含隐形眼镜）就像拐杖一样，虽然可以让你马上看清楚，但是也会让你产生依赖和满足感。我们以近视为例，可以看到不正确的用眼习惯是如何导致睫状肌变弱、晶状体变厚，跌进了眼镜度数不断加深的恶性循环，也阻碍了你自然恢复视力的可能性（图 3-4）。

特别是青少年，如果不采用科学的用眼方法，每年近视的增长速度是 50~200 度。为了减缓近视的加深速度，佩戴近视眼镜一定要掌握以下原则：

（1）如果近视了，一定要尽早配近视眼镜。

（2）在不影响学习和安全的前提下，减少戴眼镜的时间。比如

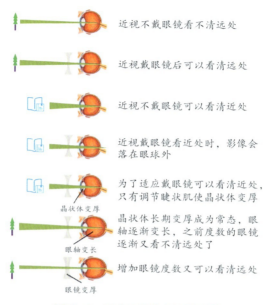

近视不戴眼镜看不清远处

近视戴眼镜后可以看清远处

近视不戴眼镜可以看清近处

近视戴眼镜看近处时，影像会落在眼球外

为了适应戴眼镜可以看清近处，只有调节睫状肌使晶状体变厚

晶状体长期变厚成为常态，眼轴逐渐变长，之前度数的眼镜逐渐又看不清远处了

增加眼镜度数又可以看清远处

图 3-4　眼睛近视度数加深过程

为了看清远处时才戴（看黑板、驾驶），看书、写作业等近距离用眼时尽量不戴。

（3）如果近视的度数大于 300 度，配两副眼镜：一副是原度数，佩戴了为了看清远处，另一副在原度数上减去 200~300 度，佩戴后能看清 50 厘米物像。

（二）日常维护

目前家长最重视保护青少年的视力，但大部分青少年没有养成科学用眼习惯，他们本应是保护视力的主体，实际却非常被动。很多成年人（包括家长）误认为视力会随着身体发育的结束而不会再恶化。调查发现，33.3% 的成年人不重新验光而是直接用之前的度数配镜，36.4% 的成年人除非眼镜坏了才更换。

眼镜佩戴时间久了，镜片可能发黄、膜层脱落、出现划痕，镜架出现漆层剥落或变形，这都会影响佩戴者的视觉质量和身体健康。所以需要定期更换眼镜（表 3-1），更换前应重新验光。

表 3-1　眼镜更换时间

年龄段	更换时间	说明
20 岁以下	①度数变化超过 50 度 ②半年~1 年	每半年复查视力（最好散瞳验光），即使度数没有变化，镜架也会随着身体发育可能不合适，所以要更换
20~39 岁	1~2 年	—
40~60 岁	2~3 年	注意老花眼
60 岁以上	3~5 年	注意老花眼

眼镜在日常维护时要注意：

（1）用专用眼镜布擦眼镜，如果镜片沾有灰尘或沙子，先用清水冲洗后再擦。

（2）不要单手摘眼镜，两边受力不均，会造成镜框变形，光学中心点移位。

（3）不要将眼镜放在太阳直射或暖气片等温度高的地方。

（三）框架眼镜

本节从镜片、镜架和验光三个方面告诉大家如何选择一副既矫正视力、保护眼睛、又舒服、美观的眼镜。目前市场上主要有三种镜片。玻璃镜片易碎且偏重，已经很少有人戴了（超高度近视患者使用）。最常见的是树脂镜片，重量轻、不易碎，而且价格合理。太空片（PC）镜片的抗冲撞力最强，是运动爱好者的最佳选择（表3-2）。

表3-2　主要镜片性能比较

镜片属性	玻璃	树脂	太空片（PC）
重量	重	比玻璃轻	比玻璃轻 50% 比树脂轻 30%
抗冲击力	易碎	不易碎	比树脂强 10 倍
折射率	高	适中	适中
防紫外线	不防	覆膜后可防	防
硬度	不易划伤	易划伤	易划伤
耐高温	耐	不耐	不耐

选择镜片时的一个重要指标就是折射率，即光线穿透镜片的速度比。同样度数下，折射率越高镜片就越薄、越轻、更美观。但并不是说越高就越好，因为折射率高，成像清晰度和色彩的逼真度会降低，所以建议不同度数选择对应的折射率（表3-3）。

表3-3　度数与折射率对应情况

度数	200度	200~400度	400~800度	更高
折射率	1.50	1.60	1.67	1.74或玻璃镜片

眼镜架（图3-5）最好选择质轻、柔韧性强、不易变形、耐腐蚀、抗过敏的材质。金属比塑料更耐用，建议成年人选择钛金属材

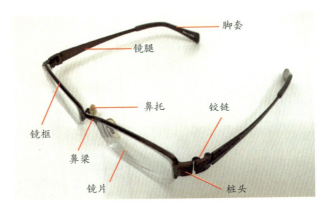

图 3-5　眼镜架

质，中小学生选择塑胶钛（TR-90）材质（表 3-4）。

表 3-4　主要镜架性能比较

性能	非金属（塑料）		金属	
	板材	TR-90	合金	纯钛
轻便性	重	比板材轻50%	轻	超轻（比合金轻40%）
坚固性	坚固、不变形	耐摔、耐磨	坚固	比合金坚固
柔韧性	弱	强	强	强
耐汗水腐蚀情况	耐腐蚀	耐腐蚀	褪色、易过敏	耐腐蚀、防过敏、不褪色
适合人群	高度近视、色彩多样的时尚达人	儿童、青少年	年轻人	成人
外框形式	全框	全框	全框/半框/无框	全框/半框/无框

无框眼镜只是没有镜框，还是要靠镜腿来支撑镜片。无框镜架不适合有散光人群，镜片容易移位导致光学中心变化。

如何挑选一款既舒适又美观的眼镜呢？

1. 尽量不要选择大框眼镜

镜框大，镜片也就大，眼镜就越重，容易前倾，戴久了在鼻梁上会压出痕迹，很不舒服。另外瞳孔要与镜片光学中心点吻合，才可以清晰视物，大镜框容易造成对焦偏差（图3-6）。

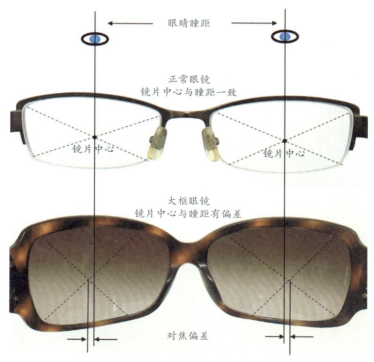

图3-6 大框眼镜易造成对焦偏差

2. 舒适度

镜框内宽太大容易下滑，太小则戴着太紧，难受；镜腿太长戴着太松，太短则太贴面。两个镜片的宽度加上鼻梁宽度越接近面部宽度、镜框内宽越接近头部宽度，佩戴就越舒适美观。配好的眼镜要正放、反放在桌子上，看镜腿平不平，鼻托对不对称（图3-7）。

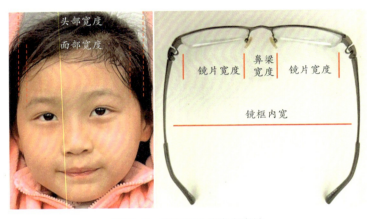

图3-7　眼镜舒适度参考办法

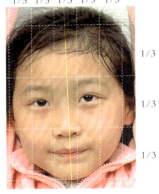

图3-8　三庭五眼

3. 时尚

眼镜不再只是用来矫正视力的工具，也是时尚的一部分，还可以弥补脸型的不足。说到脸型，先要了解一下什么是"三庭五眼"（图3-8）。三庭是指脸型的长度，从头部发际到下颌的距离分为三等分，即从发际到眉、眉到鼻尖、鼻尖到下颏各分为一等分（称一庭），共三庭；五眼是指脸型的宽度，双耳间为五只眼的宽度。标准的脸型，其长宽比例协调，符合三庭五眼。但大部分人三庭比例或多或少有些失衡。选择合适的镜架可以突出优点、掩饰缺点（表 3-5），比如圆形脸选方形的镜架（增加棱角感），方形脸选圆形的镜架（消除棱角感）。再比如鼻子太挺，佩戴低鼻梁镜架；反之鼻子小，选择高鼻梁的镜架。

表3-5 "三庭五眼"法挑选镜架

脸型	上庭	中庭	下庭
偏长	需通过发型（如刘海）来修饰	中庭偏长，适合戴眼镜。可选择高度较高的镜框，注意：上框不要超过眉骨也不要下滑至上眼、下框不要低过鼻头、桩头不要超过耳侧	拉长上庭（露出额头），将视线中心向脸部中上部转移，加强眼睛和鼻子的存在感，选大的、椭圆偏方镜框
偏短	半框眼镜可以使视线下移，起到增加上庭的效果	中庭偏短，很容易让人觉得脸短，或五官拥挤。可选择高度较低的镜框，边框宜细不宜粗。高鼻梁镜架，可以适当拉长中庭的比例	突出眉眼、存在感强的眼镜，如半框或眉线处黑色宽边

配眼镜首先要验光。一般先进行电脑验光（青少年配镜，建议散瞳验光，更准确），再进行人工验光加以修正。验光师会让你戴上插片视镜，通过增减度数将两眼的视力表矫正视力调整为一样，这个就是你的验光度数。需要注意的是，你一定要戴着插片视镜去外面走两圈（10~15 分钟），看看是否有头晕等不适感觉。如果感觉不适可以要求验光师再调整，千万不要怕麻烦和不好意思。验光

的目的，不仅要看得清楚，还要看得舒服。验光不准会伤害眼睛，特别是青少年，不但会加深度数，还会造成斜视、弱视。

眼镜处方中的主要数据是近视 / 远视度数、散光度数、散光轴向和瞳距（表 3-6。如果配双焦点老花镜，会增加一个正度数值）。这个数据一定要保存到你的视力档案中，跟踪你的视力健康状况。

表 3-6　一表看懂验光与配方

中文 / 英文	右眼 /R 或 OD	左眼 /L 或 OS	解读
球镜 /S 或 SPH	−3.75	−3.25	右眼 375 度近视 左眼 325 度近视
柱镜 /C 或 CYL	−1.50	−1.50	左右眼都是 150 度散光
散光轴向（度）/A 或 AX	170	160	右眼轴向 170 度、 左眼轴向 160 度
瞳距（毫米）/PD	33	33	左右瞳距，也会写 成总瞳距 66 毫米

注：（−）代表近视。

（四）隐形眼镜

隐形眼镜是一种直接戴在角膜上、用以矫正视力或保护眼睛的镜片。角膜所需氧气的 95% 直接来自空气和泪液，不管商家如何宣传隐形眼镜的透氧性和亲水性多么好，但它毕竟阻碍了角膜的"呼吸"，所以 60% 的佩戴者常有眼睛干涩、泛红等症状，20% 的佩戴者患有角膜长期缺氧导致的并发症（如角膜炎、角膜水肿、溃疡、角膜血管增生、结膜炎、干眼症、视力下降等）。

数据表明，日抛型患病率最低、周抛型最高。不正确的佩戴和护理隐形眼镜，是导致眼病的重要原因。虽然很多人从理论上都知道这一点，却在日常生活中，或者因为匆忙，或者因为怕麻烦，很容易忽视，而当你感到疼痛时，症状已经恶化。

（1）在佩戴和摘下隐形眼镜之前，一定要洗干净手。避免留长指甲，以免划伤或污染镜片。

（2）泪液的蛋白沉积物和代谢产物并不能通过护理液被完全清除，只会愈积愈多，导致视物模糊、镜片增厚和老化，增加眼睛充血和感染风险。因此即使是"免揉搓"消除蛋白质的护理液，也必须要揉搓镜片并仔细清洗。

（3）化妆品会导致隐形眼镜的沉淀物堆积，出现眼部过敏反应和感染等。戴隐形眼镜要遵从先戴镜后化妆，先取镜后卸妆的原则。

（4）如果游泳、淋浴、睡觉、剧烈运动（包括户外骑行）、感冒发热，一定要取下隐形眼镜。

（5）建议隐形眼镜在快到有效期前就更换。

（6）隐形眼镜属于医疗器械范畴，需要到正规医院或有资质的机构验配。现在通过互联网购买隐形眼镜的人数正在增加（特别是网购美瞳），这种情况存在很大隐患。

（7）隐形眼镜并非人人都能戴，患有眼部疾病（结膜炎、角膜炎、青光眼、严重沙眼、泪水分泌异常、干眼症、眼睑内外翻）、过敏体质、抵抗力弱（糖尿病、妊娠、关节炎、高血压等）、眼睛手术不到1年、身处高温多尘环境等，都不能佩戴隐形眼镜。

（8）中小学生正处于生长发育期，眼球视轴尚未定型，如果过早或较长时间地佩戴隐形眼镜，很容易产生角膜缺氧和生理代谢障碍等不良反应。40岁以上成年人也建议戴框架眼镜。

（五）美瞳

美瞳是一种增加了色素层的隐形眼镜，即彩色隐形眼镜，具有改变眼睛颜色、增大和增亮瞳孔的视觉效果。由于美瞳的色素层镶嵌在镜片中间（像三明治一样），比普通的隐形眼镜多一层、厚度增加，所以透氧性和亲水性降低，这样会导致眼睛的正常代谢受到影响，免疫力下降。

美瞳和普通隐形眼镜一样，会对角膜造成伤害，所以：

（1）由于美瞳非生理必须，建议偶尔佩戴，每次佩戴时间不要超过6小时。长期佩戴易得干眼症，导致视力下降。

（2）选择技术合格的镜片，材质是硅水凝胶，抛弃周期越短越好。不要图便宜，劣质美瞳直接将色彩涂在镜片表面，与角膜接触，严重时会导致角膜穿孔，甚至失明。

（3）对美瞳的清洁与护理一定要比普通隐形眼镜更加细心，最好选择针对美瞳的护理液。

三、健康饮食：五色食物

面对五颜六色的食材，如何选择和搭配才更健康？《黄帝内经》给出了五行、五脏和五色对应关联的理论。任何单一颜色的食物无法包含所有营养物质，只有通过对"五色食物"进行科学的搭配，才能获得均衡全面的营养，才能更加健康（表3-7，表3-8）。

表3-7　五行、五脏、五色、五味对应关系

五行	金	木	水	火	土
五脏	肺	肝	肾	心	脾
五色	白	绿	黑	红	黄
五味	辛	酸	咸	苦	甘
早餐	√			√	√
午餐		√	√	√	√
晚餐	√	√	√		

注：每餐食物色彩最好3种以上（"√"表示建议这一餐中最好有这种颜色食物）。

表3-8　五色益眼食材

五色	主要食材
白色	白芸豆、白芝麻、梨、白萝卜、菜花、银耳、百合、豆腐、冬瓜、山药、金针菇、杏仁、牛奶、酸奶、燕麦、白肉
绿色	羽衣甘蓝、菠菜、西蓝花、丝瓜、莴笋、荠菜、苦瓜、绿豆、青豆、猕猴桃、牛油果、芹菜、茶叶
黑色	黑豆、黑米、黑芝麻、黑木耳、蘑菇、紫菜、海带、桑葚、茄子、蓝莓、紫甘蓝
红色	红豆、红枣、草莓、番茄、樱桃、苹果、红薯、山楂、枸杞、石榴、红肉
黄色	黄豆、小米、香蕉、南瓜、牛蒡、蛋黄、玉米、花生、核桃、胡萝卜、柠檬、蜂蜜、橘、橙、菊花

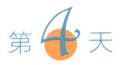

一、爱眼知识：弱视、斜视和复视

（一）弱视

小时候我们身边会有这样的同学，像加勒比海盗一样用眼罩遮住一只眼。后来才知道，他们是在治疗弱视。弱视是眼部无器质性病变（图4-1）。由于斜视、屈光参差（双眼屈光相差300度以上）、高度屈光不正（近视600度以上，远视500度以上，散光200度以上）、形觉剥夺（如眼睑下垂遮挡瞳孔）等，光线不能很好地刺激到视觉，导致视力发育延迟或停止、视力低下，缺乏立体视觉（不

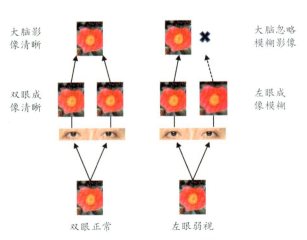

图 4-1　正常视物与弱视视物的区别

能准确判断物体的方位和远近，容易跌倒、碰撞），引发和加重屈光问题（表 4–1）。

表 4–1　弱视程度与视力对应关系

弱视程度	视力
轻度弱视	视力 4.9（0.8）~4.8（0.6）
中度弱视	视力 4.7（0.5）~4.5（0.3）
重度弱视	视力低于或等于 4.0（0.1）

　　弱视是一种严重危害儿童视功能的眼病，如果早发现、早治疗（最好在 6 岁前）是可以恢复的。但是除非患有斜视或其他显而易见的眼病，否则儿童弱视不易被家长发现。因此，一旦发现孩子出现视力屈光异常、阅读困难、斜视等异常情况，应及早去检查。

　　遮盖训练（遮盖健康眼、强迫使用弱视眼）是使用最广泛、最有效的治疗单眼弱视的方法（要注意遮盖健康眼时间不能过长，眼罩舒适且牢固）。同时要注意弱视患者的环境，提高照明亮度、减少眩光、增加对比度等。

　　大多数成年人弱视是因为错失了年幼时的最佳治愈时间。但随着科学的发展，研究人员发现弱视是一种"视细胞睡眠"，通过唤醒"睡眠"中的视细胞有望治愈弱视，我们期待着这一天的到来。

（二）斜视

　　我们的每只眼球都是由 3 对肌肉（水平、上下和斜向）控制转动的。当眼球肌和神经出现异常，双眼不能保持平衡并协调工作，表现为双眼不能同时注视目标（一眼直视、另一眼偏离，图 4–2）。

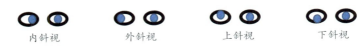

内斜视　　　　外斜视　　　　上斜视　　　　下斜视

图 4-2　斜视分类

双眼瞳距在 55~70 毫米，所以每只眼的物像略有不同。视力正常时，两只眼睛对准同一位置并向大脑传输图像，大脑会将这两组图像组合成一个单一的三维立体图像。当出现斜视时，两只眼睛会传输两组不一致的图像，大脑逐渐地只会注意和接收清晰图像（直视眼）、忽略和抑制模糊、错位图像（斜视眼），斜视眼的发育将受到阻碍，立体视觉减弱或丧失。如果不能及早得到治疗，斜视程度会逐渐加重，最终导致弱视甚至失明（一半以上的斜视都伴有弱视）。

斜视是儿童常见眼病，会引发弱视，影响骨骼发育和心理健康，越早治疗效果越好。但是由于存在假斜视现象（因为婴幼儿的鼻子通常宽且扁平，眼睑内侧有皮肤褶皱，所以看起来像内斜视。但随着孩子的成长，假斜视现象会自然消失），以为长大可以自愈，所以没有引起家长的足够重视，错过了治疗的黄金期。

治疗斜视的目的不仅是矫正眼位、改善外观，更重要的是恢复双眼立体视功能。我们可以通过一个小实验更好地理解立体视：两手各持一支铅笔、笔尖相对、水平置于眼前，先睁开双眼，使两笔尖触碰，再闭上任意一只眼，尝试两笔尖触碰。两只眼可以很好地帮助你判断距离，而一只眼就很难完成。斜视可通过戴眼镜（棱镜）、正位视训练、注射肉毒杆菌毒素和做手术等方法来矫正。治疗斜弱视（斜视＋弱视）最有效的方法就是遮盖治疗，强迫刺激、激活被抑制的眼睛。严重的斜视需要手术治疗，调节一条或多条眼肌的松紧，以改善视力。

成年人斜视中很大一部分是由于年幼时没有得到及时治疗，但如果是成年后才出现斜视现象，一定要重视起来，可能与脑血管等疾病有关。

斜视自测

（1）将一只手电筒，置于孩子双眼前方正中30~50厘米处。

（2）让孩子头放正、双眼注视手电筒的亮光。

（3）观察孩子双眼角膜上的反光亮点。

如果两个反光点均位于瞳孔的中央位置，说明没有斜视。如果两个反光点偏内侧或外侧，或者不在一条直线上，可能存在斜视。如果婴幼儿不配合，可以带孩子到窗前，朝外看，观察角膜上的亮点来进行判断。间歇性斜视，只会在疲劳、情绪差和注意力不集中的时候才表现出来，就诊时不易发现。可以在出现斜视时，通过拍照来判定。

（三）复视

复视是指将一个物体看成两个物体的视功能障碍，分为单眼复视和双眼复视。单眼复视多与神经系统疾病无关，主要是由眼部本身疾病引起的，常见原因包括屈光不正（特别是散光）、角膜病变、白内障、玻璃体和视网膜病变等。双眼复视则是眼病和神经疾病所致，包括肌无力、斜视、眼外伤、中风、偏头痛、肿瘤、糖尿病、甲状腺相关眼病等。

针对原发病治疗和佩戴棱镜眼镜是主要的治疗方法。特别强调的是不规范配镜（度数或瞳距不准确），可能会导致斜视及复视。

老年人复视多是血管性疾病（动脉粥样硬化、高血压、糖尿病、颅内肿物等）所致的眼肌运动障碍，因此除眼科常规检查之外，医生还应对老年患者进行全面细致的全身检查，以免贻误治疗。

通过照片发现儿童眼睛健康问题

你是否知道照片可以帮助诊断儿童眼睛健康问题，并挽救视力，甚至生命？现在拍照是一件非常容易的事情，当使用闪光灯时，经常会出现"红眼"现象。红眼是从视网膜反射而成的，我们可以通过反射光的颜色和位置来判断眼睛的健康状况。

当眼睛的反射颜色都是红色时，表明了视网膜没有阻塞，是健康的。当一只眼睛的反射是红色，另一只眼睛的反射稍暗，可能是斜视或眼睛错位。当反射的颜色是白色（俗称"白瞳"）或黄色时，可能是一些严重眼病（白内障、视网膜脱离、眼内感染、视网膜母细胞瘤——眼癌）的警示信号。

由于儿童（眼癌的发病 90% 在 3 岁以下）不能很好地用语言表达出自己的痛苦，所以照片是非常好的辅助手段。你可以试着给孩子拍一张照片：①直视镜头；

②开启闪光灯、关闭防红眼模式；③背景调暗。

如果发现反射光异常，建议尽快到专业眼科医院进行检查。

二、科学用眼：聚散球训练

双眼视力正常未必代表双眼视觉功能正常。两只眼睛可以分别获取图像，两眼图像又同时传入大脑视觉中枢，合二为一，因此人们感觉到的不是两个相互分离的物体，而是一个完整的立体图像。

手掌有"洞"实验

我们先通过一个实验来体验一下这种"神奇"的感觉。

（1）准备一张白纸，并卷成一个直径3~5厘米的长筒（可以罩住一只眼）。

（2）将纸筒罩在任一只眼睛上，同时将另一侧手掌展平放在另一眼前方10~20厘米处，两眼睁开同时向前看（图4-3）。

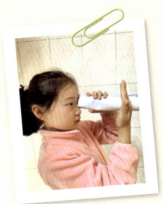

图 4-3　手掌有"洞"实验

双眼视觉分为同时视、融合视、立体视三级，三级功能是顺序建立，相互依存，又有独立的发生机制。通过聚散球训练可以增强各个阶段的功能。

你看到了什么？

（1）如果只看到"洞"或手掌，说明你可能没有"同时视功能"，是单眼抑制（即一只眼睛获取的图像在视觉中枢被无视了，并非失明）。

（2）如果既看到"洞"，又看到手掌，就是具有"同时视功能"。

（3）如果可以看到手掌上有一个"洞"穿过，说明还具有"融合视功能"。

（一）聚散球

聚散球（图4-4）训练是通过依次盯住远近不同的目标（球），增加眼肌的肌力，促进眼位的正位化。不但可以提高双眼聚散能力和灵敏度、治疗外斜视和弱视，还可以缓解视疲劳，是视觉训练中最简单和

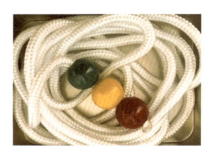

图4-4　聚散球

实用的工具，在家长的指导下孩子在家里就可以有效完成训练。具体训练方法如下（图4-5）。

（1）将绳子一端固定（视线与绳子平行），另一端拉紧置于鼻尖部，保持绳子水平。

（2）将红球、黄球、绿球分别置于距离眼睛 30 厘米、60 厘米、90 厘米的位置。

（3）注视红球，直到出现 2 个黄球、2 个绿球和 2 条绳子（生理性复视），且绳子相交于红球，注视 5 秒钟。

（4）注视黄球，直到出现 2 个绿球、2 个红球和 2 条绳子，且绳子相交于黄球，注视 5 秒钟。

（5）注视绿球，直到出现 2 个红球、2 个黄球和 2 条绳子，且

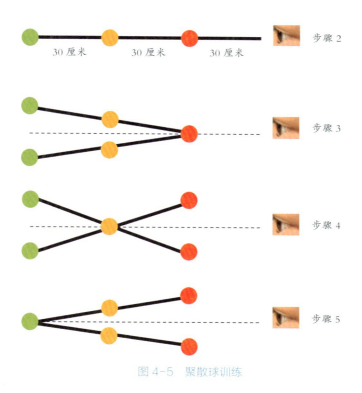

步骤 2

30 厘米　　　30 厘米　　　30 厘米

步骤 3

步骤 4

步骤 5

图 4-5　聚散球训练

绳子相交于绿球，注视 5 秒钟。

（6）重复 3~5 步骤 4 次。

（7）黄球、绿球的位置不变，将红球向鼻尖每次移动 5 厘米（直至鼻尖前 5 厘米左右），每次移动后重复 3~5 步骤 5 次。

● 注意事项 ●

（1）刚开始训练时间可能比较短，不要着急，逐渐适应后延长到每次 10 分钟左右，每天 2 次以上。

（2）如果屈光不正，需配镜后训练。

（3）双眼训练，不可遮盖单眼训练。

（4）消除紧张心理。有的患者本来没那么严重，但是由于紧张和自卑，矫正起来就会比较困难。

（5）注意读书写字姿势和距离，训练期间不要用眼过度，避免眼睛疲劳。

（6）如果手边没有聚散球，可以伸直食指竖立在两眼中间，食指先贴近鼻尖处 10 秒钟，再移开 20 厘米处 10 秒钟，期间一直盯住指尖。

三、健康饮食：抗氧化

人体在代谢过程中，不可避免地会产生一些不稳定的物质，说它不稳定，是因为该物质缺少一个电子，所以它为了稳定会在身体内到处游走，直到"抢夺"到缺失的电子为止，这种不稳定物质被称作"自由基"，这一抢夺电子的过程被称作"氧化"。

一定数量的自由基对人体是有益的，它们既可以帮助传递维持生命活力的能量，提高酶的活性，还可以杀死细菌和寄生虫，保护人体的细胞和组织。但是如果自由基过多，便会失去控制，因为它们会从脂肪、蛋白质（如胶原蛋白），甚至 DNA 中去抢夺电子，当它们得到电子稳定后，被抢夺的物质失去了原有功能，变成了新的自由基，导致恶性循环。这样的结果会让正常的细胞结构受到破坏，造成细胞功能丧失、基因突变，从而引起衰老和疾病。科学研究表明，白内障、癌症、动脉硬化、糖尿病、心血管病、老年痴呆、关节病等疾病都与过量的自由基有关。

19 世纪以前，人类的平均寿命只有 35 岁；之后的 100 年随着医学的进步和生活方式的改变，平均寿命已经翻倍，超过了 70 岁。但是近 50 年来，平均寿命没有实质上的增长，距离 150 岁的理论值还有很大差距，实现这一目标最大的难题就是如何提高人体的抗氧化能力。

人体自身具有平衡过量自由基的抗氧化系统。然而很不幸的是，在科学技术进步的同时，环境污染、化学药物、精神压力、不良生活习惯等也使自由基骤然增加，早已超过了人体自身抗氧化系统的抵御能力。

要降低自由基的损害，在消灭自由基产生诱因的同时（油炸食品、烟熏烧烤、加工食品、甜品、不健康的食用油、高温烹调、农药残留的果蔬、药物、饮用水、劣质化妆品、紫外线、精神压力、空气污染、运动不足等），更要提高人体抗氧化能力，眼睛才能更健康。随着年龄增长（一般从 40 岁开始），人体抗氧化能力会逐渐减弱，就需要从外界摄取富含维生素（维生素 A、C、E）、矿物质（镁、铜、锌、硒）、类胡萝卜素、花青素、多酚类、白藜芦醇等抗氧化食物来协助系统抵消过量的自由基（表4-2）。

表 4-2　主要抗氧化天然食材

类别	内容
水果	葡萄、山楂、草莓、蓝莓、橙子、红枣、香蕉、柚子、苹果、猕猴桃、樱桃、雪梨、石榴、桑葚
蔬菜	菠菜、胡萝卜、番茄、西蓝花、卷心菜、菜花、羽衣甘蓝、紫甘蓝、食用菌、南瓜、洋葱、玉米、海藻
饮品	绿茶、红葡萄酒、豆浆
五谷	黄豆、燕麦、紫薯、山药、薏仁、糙米、紫米
坚果	核桃、榛子、花生、腰果、杏仁、栗子、葵花子
海鲜	三文鱼、牡蛎、虾
乳蛋	牛奶、酸奶、鹌鹑蛋、鸡蛋
其他	枸杞、蜂蜜

体育锻炼不但可以增强体质，而且可以改善眼睛的营养状况和眼部肌肉的调节能力，对预防近视的发生和发展有着重要作用。但是运动会产生比平时更多的自由基，如果不根据近视的程度来选择锻炼项目及运动量的话，也会对眼睛产生不良影响。

高度近视和40岁以上的人要注意避免剧烈运动，比如蹦极、提举重物、身体接触的对抗性运动（足球、篮球），否则容易引起视网膜脱落等严重的并发症。建议选择乒乓球、羽毛球、慢跑、游泳、骑车、跳绳、爬山等运动项目。

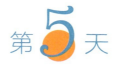

一、爱眼知识：眼疲劳

如果你有以下症状，可能是眼疲劳造成的：眼睛干涩、酸胀、视物模糊，明显的异物感，上眼睑沉重，畏光、流泪，结膜充血，复视，严重者还会出现头痛、恶心、肩颈僵硬、注意力不集中等全身症状。眼疲劳会引发和加重各种眼病。

导致眼疲劳的因素有很多（屈光、环境、病理等），长时间近距离用眼是一大主因。睫状肌收缩，我们才能看清近处物体。睫状肌长时间处于紧张的调节状态，必然会使眼睛疲惫，引发相应的神经疼痛和麻痹，导致痉挛性近视。

一直保持双眼聚焦在一米范围内的人群是眼疲劳的高发人群，如学生、程序员、文字工作者等。缓解眼疲劳的最佳方式不仅仅是让眼睛休息（如减少连续近距离用眼时长，每20分钟左右做眨眼操，40分钟左右起身望远5~10分钟。切忌目不转睛，即使看电影时，也要适当地转头眨眼，活动肩颈，看看两边墙上的音箱或安全门的牌子），更需要眼肌锻炼等非药物手段来改善眼部血液循环、增强睫状肌的功能（包括肌肉力量、运动速度、幅度和耐力）。

二、科学用眼：眼保健操

　　眼保健操是通过对眼周穴位的按摩，促进血液循环，放松肌肉，改善神经营养，缓解眼疲劳，从而起到预防近视等眼病的目的。

　　可以说眼保健操承载着几代人的回忆，因为我们一踏进校门就开始做眼保健操。但是当被问到"攒竹穴""睛明穴""四白穴"的具体位置时，天天做眼保健操的学生中也有很多人答不对，更不用说很久不做眼保健操的成年人了。

　　做眼保健操时姿势、穴位不正确，无异于隔靴搔痒，浪费时间。而且，实际上很少有学生认真地做完眼保健操。这主要有两个原因：

　　（1）无用论：眼保健操不能治疗近视，因此不被重视。受这一思想支配，或眼保健操时间被挤占，或学生不认真完成。的确，眼保健操只是通过增强眼部的新陈代谢来预防近视，不是治疗近视，而且这个过程需要持之以恒。再者也不可能只用眼保健操一种方法就可以防治近视（眼保健操主要是放松眼肌，眼肌还需要转动、望远等强度锻炼）。

　　（2）旧版眼保健操单纯强调眼部经络，没有考虑实际操作的具体状况。比如一堂课刚结束，眼睛干涩、身体疲惫，马上闭上眼睛做眼保健操，不仅难以集中精神，还容易打瞌睡。

　　新版眼保健操不必记住那些晦涩难懂的穴位名称，可以做完整的一套动作，也可以做某几个小节；不但可以使眼睛快速消除疲劳，还可以更好地促进眼部的新陈代谢（表5-1）。建议每天做2次或在眼疲劳时做。

表 5-1　新版眼保健操

步骤	名称	图解
1	打哈欠	身体放松，双臂向上自然伸展，连打 5 个哈欠，可使眼睛湿润、肌肉放松、吸入更多的氧气。如果不影响他人，最好发出声音，释放压力
2	搓掌烫目	搓掌至手心发热，闭眼，双掌掌心贴住眼球 5 秒钟，重复 5 次
3	叩打眼周	五指并拢，半握拳，用指尖内侧叩打眼周：①从眼眉到脑顶 20 次；②眼下 20 次；③从太阳穴到脑后 20 次
4	搓耳	双手食指、中指竖立成"V"字形，紧贴耳朵内外侧，上下来回搓 20 次
5	揉捏耳垂	用双手大拇指和食指揉捏耳垂 20 次，同时双脚脚趾抓地

续表

步骤	名称	图解	
6	按压风池穴	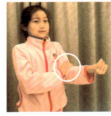	双手食指、中指并拢，按压脑后风池穴 20 次
7	拍打肘窝		五指并拢，半握拳，掌心用力拍打左侧肘窝 20 下，可促进血液循环，拍红属正常

烫目

　　手掌中心的劳宫穴是火穴，搓热后热量传递到眼睛，可以促进血液循环，增进新陈代谢，有温通阳气、明目提神的作用。

　　步骤：

　　（1）全身放松、闭上双眼。

　　（2）双手掌面快速摩擦至热，趁热双手掌心捂住双眼。

　　（3）热散后，双掌继续摩擦至热，同时双眼猛睁望远。

　　（4）重复 3~5 遍。

三、健康饮食：眼保健茶

菊花茶

菊花（图 5-1）富含多种对眼睛有益的氨基酸、维生素（维生素 A、维生素 B1）和矿物质（铁、锌、铜、硒等），可以增强毛细血管的抵抗力，具有养肝明目的功效，特别对肝火旺、用眼过度导致的干眼症有较好的调养效果。菊花不但可以内服，还可

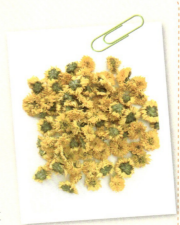

图 5-1　菊花

以外敷或蒸汽热敷，对某些细菌有抑制和消炎的作用。

原料：菊花 5~10 朵（可添加枸杞）。

制法：开水冲泡。

用法：代茶饮用。

注意事项：

（1）超过 6 小时的菊花茶水不建议再喝。

（2）不建议放白糖，如果需要可以放蜂蜜。

（3）脾胃虚寒者一定要加枸杞，而且每天的饮用量不宜超过 500 毫升。

（4）菊花种类繁多，想要"明目"的话，建议选用花朵小的菊花（不要选一朵能泡一杯的）。

（5）电脑工作者和青光眼患者还可以添加"决明子"（几粒即可）。决明子不但保护肝脏，降血压、血脂，还可以清热明目，改善眼部微循环，预防急性角膜炎、结膜炎和夜盲症，但是低血压、腹泻患者和孕妇忌用。

龙眼茶

龙眼肉和龙眼核含有丰富的多糖、蛋白质、维生素和矿物质，可以改善心血管循环、安定精神、舒解压力、消除疲劳，有明目的作用（图5-2）。

原料：带核的龙眼10粒（龙眼核不必打碎，鲜龙眼也建议煮一下，可添加枸杞、红枣）。

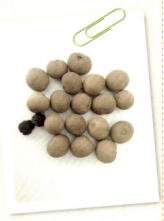

图5-2 龙眼

制法：大火煮开后，再小火煮20~30分钟。

用法：代茶饮用，果肉可食。

牛蒡茶

牛蒡茶可促进新陈代谢、降低血糖和胆固醇、提高免疫力、抗癌抗衰老，富含菊糖、纤维素，还有对眼睛有益的钙、锌、锰、铁、磷等多种维生素和矿物质，其中胡萝卜素含量比胡萝卜高150倍，蛋白质和钙的含量为根茎类蔬菜之首。

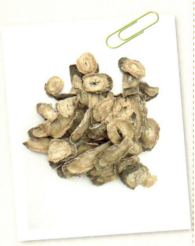

图 5-3　牛蒡

牛蒡茶不但能够帮助人体排毒，还可以补充身体所需的营养物质，使身体恢复自然平衡的健康状态，被誉为最具营养价值的健康饮品。

原料：牛蒡茶片 10~15 片（可添加蜂蜜，图 5-3）。

制法：开水冲泡，2~3 分钟即可饮用。

用法：代茶饮用。

注意事项：

（1）茶片不能过多，过浓容易上火。

（2）因为牛蒡茶有降压的功效，低血压要间歇饮用。

（3）孕妇和生理期停饮。

（4）不宜与其他茶混饮。

第 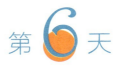 天

一、爱眼知识：老花眼和飞蚊症

（一）老花眼

老花眼，顾名思义是当人们步入中老年后，眼睛逐渐看不清近距离物体。随着年龄增长，晶状体逐渐硬化、增厚，眼部肌肉的调节能力也随之减退，导致变焦能力降低，是正常的视觉生理现象。

老花眼发生的时间（一般从 40 岁开始）和严重程度与原先的屈光不正状况（远视和戴隐形眼镜要比近视早）、用眼方法（从事精细、近距离工作的要比从事远距离工作的早）、身高（矮个子要比高个子早）、健康状况（长期服用药物的要早）等因素有关。

佩戴框架老花眼镜是最简单且实用的治疗方法（不建议手术治疗）。如果你已经因其他视力问题戴上了眼镜，那么需要配双焦点或渐进多焦点老花镜片，在解决原有视力问题的同时看清近物。即使佩戴了老花眼镜，也要注意用眼健康，以免视疲劳。

（1）阅读时，照明要亮一点，选择清晰、对比度高的阅读材料，避免蓝、绿、紫色背景。

（2）每天早晚将眼睛（闭眼）浸泡在洁净的冷水中 1~2 分钟，擦干后，按揉眼睛周围 30 圈。

（二）飞蚊症

若是眼前若隐若现出现各种形状（点状、线状、片状等）的漂浮物，并且会随着眼球的转动而飘来飘去，好像飞蚊一般（在看蓝天、白墙等较为亮丽的背景时，更容易发现它的存在），那你可能得了飞蚊症。

70% 以上的飞蚊症患者是由于玻璃体纤维液化或玻璃体后脱离引起的混浊现象，通俗地说就是玻璃体老化了，可能是自然衰老，也可能是高度近视或紫外线过度照射（如户外工作者）的结果。玻璃体位于晶状体和视网膜的中间，大约占眼睛的 4/5，具有屈光、固定视网膜和维持眼内压的作用。正常的玻璃体呈透明凝胶状，主要由胶原纤维和水组成，没有血管，它所需的营养来自脉络膜和房水，因而代谢缓慢。因为玻璃体在眼球内部，所以点眼药水和吃药治疗飞蚊症都没有效果。

由于用眼过度、不良的生活习惯，很多 30 岁以下的年轻人（甚至高中生）也出现了飞蚊症。如果已经患有飞蚊症，也不用过度恐慌，只需要定期的追踪检查。玻璃体新陈代谢很慢，但并不是不代谢。想要预防或改善飞蚊症，需要从日常生活中的多个方面努力：良好的用眼习惯（避免过度用眼）、健康的生活习惯（早睡、慢跑）、多吃保健食品（含碘食物）等。

还有一部分的飞蚊症患者是由疾病和外伤而引发的（如视网膜脱离、青光眼、黄斑病变、糖尿病、高血压、白内障手术、葡萄膜炎等），眼前的漂浮物会突然出现或增多，视野缺损、视力下降，伴有眩光和畏光症状。如有这种情况，请及时就医。如果对你的视力造成进一步损害时（失明），需要进行玻璃体切除手术。

二、科学用眼：揉眼和眯眼

（一）揉眼

揉眼是很多人常有的行为，眼睛不舒服了用手揉一揉，似乎就得到了缓解（图6-1）。但是揉眼会对眼睛造成以下危害：

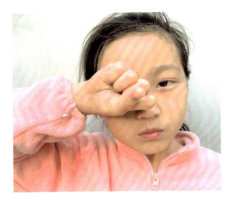

图6-1 揉眼

（1）手上的细菌容易引起眼表炎症（结膜炎、角膜炎、角膜溃疡等）。

（2）角膜损伤、变形，导致散光或角膜脱落。异物，如沙尘、睫毛、飞虫等入眼千万不要揉眼，会擦伤角膜。尽量用眼泪把异物自然排出，如果没有眼泪用眼药水或矿泉水将异物冲出。

（3）加重青光眼，导致视神经受损。

（4）眼睛充血，加重近视。

（5）破坏泪膜，引起干眼症。

长时间用眼会使眼睛疲劳、干涩，可以通过多眨眼、烫目、望远、冷热敷、人工泪液等方式缓解，尽量不要揉眼。佩戴隐形眼镜出现不适更不能揉，可以更换为框架眼镜。

虽然知道揉眼不是好习惯，但是在没有来得及正确处理异物前会奇痒难忍，万不得已揉眼时，如何将危害降到最小？

（1）手要洗净。如果没有清洗条件，用食指或中指背面的第二个指关节，这里细菌相对较少。

（2）闭上眼睛，隔着眼皮轻轻按压眼睛的四周，不要按压眼球。

（3）力度不要过大，以自我感觉舒适为准。

（二）眯眼

眯眼会使睫状肌和眼睑肌肉收缩，增加晶状体和角膜的屈光度，可以暂时性清楚视物（图6-2）。但是当眯眼成为习惯，不仅有碍美观（如加深鱼尾纹），更容易引起和加剧眼部疾病（近视、斜视、炎症、干眼、视网膜病变等），对青少年眼睛发

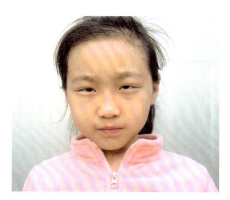

图6-2　眯眼

育尤为不利。父母如果观察到孩子经常眯眼，一定要及时纠正，并做眼科检查，早发现、早治疗。

三、健康饮食：花青素

花青素是最有效的抗氧化剂，清除自由基的能力比维生素 E 高50 倍，比维生素 C 高 20 倍。它不仅具有增强免疫力、抗癌、抗氧化、减缓衰老、增强记忆力等功能，还可以促进视网膜细胞中的视紫质再生，预防重度近视和视网膜疾病，改善视力，缓解眼疲劳。蓝莓、石榴籽和葡萄籽中含有大量的花青素。

（一）蓝莓

蓝莓是世界五大健康水果之一（其他的是苹果、杏、香蕉、黑莓），富含钾元素（钾元素能帮助维持眼压平衡）和花青素。蓝莓可以直接食用，也可以榨汁或做成果酱，每天的摄取量 50~100 克。糖尿病患者食用它也不会引起血糖升高。蓝莓的营养主要在皮上，所以不要剥皮吃。

（二）石榴籽和葡萄籽

人们在吃石榴和葡萄时往往会将它们的籽吐掉，其实籽比果肉更有营养，不仅能够改善视力，还有很多其他益处。石榴籽和葡萄籽含有丰富的花青素，能够增强抗氧化能力（阻止自由基对眼睛血管和蛋白的氧化）和促进视网膜中视紫质（感光物质）的再生，保护眼睛免受辐射损伤，预防近视、白内障和视网膜病变，改善视力。

石榴籽和葡萄籽还含有粗蛋白、氨基酸、多种维生素和矿物质

（维生素 A、维生素 B、维生素 E、维生素 D、维生素 K、维生素 P 等和钙、锌、铁、镁、铜、钾、钠、锰、钴等），起到保护心脑血管、增强记忆力、改善皮肤弹性、延缓衰老等作用。

　　吃软籽石榴和葡萄时，牙口好的人最好连籽一块直接嚼碎吃下去。榨汁喝也是不错的选择，但需要注意的是榨好的汁最好马上喝完，以免花青素等物质接触空气后被破坏。

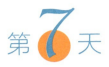

第7天

一、爱眼知识：白内障

在全球六大致盲性眼病中（白内障、青光眼、高度近视、黄斑变性、糖尿病视网膜病变、角膜病变），白内障排名第一，占致盲总数的 51%。我国 50~60 岁人群的白内障发病率为 60%，61~90 岁人群的发病率为 80%，90 岁以上人群的发病率 90% 以上。

白内障是由于晶状体蛋白质变性而发生混浊造成的，从透明变得不透明，阻碍光线进入眼内，视物模糊、重影、颜色不鲜亮，视力逐渐下降（光线明亮时视力更差），直至失明。老化是白内障最主要的原因（晶状体 40 岁左右开始老化），糖尿病、眼外伤、紫外线过度照射、药物（类固醇）、营养障碍等原因也会增加白内障的发病率。

虽然白内障主要与年龄相关，但是婴幼儿也可能患有白内障。婴幼儿处于眼睛和大脑发育的最重要时期，白内障会导致视神经连接不正常，形成永久性视力下降，需要尽早发现和治疗。

由白内障引起的视力下降不能通过佩戴眼镜来矫正视力，一旦晶状体混浊且明显影响生活时，患者需要尽快通过手术治疗来恢复和提高视力。传统观念认为要等到白内障"长熟"（晶状体完全混浊甚至硬化）才可以做手术，但随着技术的进步，视力（含矫正视力）0.5 以下就可以做手术，而且还可以同时改善屈光不正。

以下方法可以帮助预防和延缓白内障的发展：

（1）人体需要直接接触阳光才可以更好地合成维生素 D，正常情况下光线对眼睛产生的自由基是可以自行修复的，但是长时间累积会造成伤害。所以为了避免眼睛受紫外线长时间照射，外出需佩戴太阳镜或遮阳帽。

（2）饮食上多吃富含维生素 C、维生素 E、叶黄素和花青素的食物，少吃或不吃辛辣、煎炸、烧烤食品，控糖、控酒和戒烟。

（3）避免眼疲劳，加强眼肌锻炼，提高眼部新陈代谢水平。

（4）晶状体混浊较轻时，往往因为没有明显的视力和视野下降而不被发现或忽略，所以 40 岁开始，特别是糖尿病等慢性病患者，需要每年进行一次眼科检查。

二、科学用眼：紫外线

紫外线是不可见光，具有杀菌、抗佝偻病和增强免疫力等益处，但是紫外线长时间照射眼睛会对视力造成伤害，增加白内障、眼部增生（翼状胬肉）、眼癌等疾病的风险。紫外线伤害是累积性的，可能很多年以后才会病变，所以所有年龄段的人在户外时都应采取预防措施，外出时戴上太阳镜和遮阳帽是最好的选择。防护紫外线有几个误区需要注意：

（1）虽然冬天的紫外线辐射水平是夏天的三分之一，但是冬天也要防护。

（2）紫外线可以穿透云层，所以阴天一样要防护。

（3）青少年增加户外时间可以减少患近视的风险，但一定要做好防护。

（4）即使佩戴防紫外线隐形眼镜，仍然需要做好防护。

（一）雪盲症

雪地对太阳光的反射率极高，在高原和高纬度地区可达到95%，直视雪地如同直视阳光。肉眼看不见的紫外线会灼伤角膜、结膜甚至视网膜，引起眼睛红肿、刺痛或暂时性失明，又被称作"雪盲症"。除了雪地，直视沙漠、海滩的人或未戴电焊头盔的焊接工人也可能会产生类似的症状。

由于雪盲症的症状不是立刻显现，而是2~5小时后才出现症状，因此很多患者在发病后误以为只是单纯的眼部不适，不会想到是"雪盲症"。

若是发生了雪盲症一定要摘下隐形眼镜，不要揉眼，用冷毛巾盖住眼睛（注意不要热敷，高温会加剧疼痛），可以戴上眼罩，尽量休息，减少用眼。一般雪盲症的症状可在3天之内恢复。多次患上雪盲症会引起慢性眼病，导致视力下降，严重时甚至永久失明。因此在雪地游玩时，一定要佩戴太阳镜或防护眼镜，适当控制时间，不宜长久逗留。

（二）如何挑选太阳镜

1. 防紫外线能力

紫外线（UV）按照波长可分为多种，但对皮肤造成伤害的主要是紫外线A段（UVA，波长320~400纳米）和紫外线B段（UVB，波长280~320纳米）。行业标准和国家标准对太阳镜的规定是：能够阻挡99%以上的UVB和95%以上的UVA，否则就是不合格产品。所以一定要选择标识为100%UV（或UV400，即能够阻挡波长短于400纳米的所有紫外线光线）的镜片。

2. 颜色

灰色和绿色镜片可以改善视觉对比度和清晰度，观看景物真实自然，适合大部分的户外运动和户外休闲（如骑行、高尔夫球、钓鱼、水上运动、驾驶等）。滑雪时可选用茶色或黄色镜片，不但可以吸收紫外线和红外线，而且视物色调柔和，视觉舒适，让眼睛不容易疲劳。

并不是镜片颜色越深的，阻挡紫外线的效果就越好，其实在防护紫外线能力上，镜片颜色的深与浅基本没有区别。一般来说，以戴上眼镜后能隐约看到眼睛为佳。

3. 增加偏光功能

外界环境会有来自不同方向的散射光，造成视疲劳，降低视野和安全性。偏光功能的作用，就像百叶窗，可以阻止某些散射光，减少眩光，使视物更柔和、更清晰、不刺眼。推荐户外运动、开车和钓鱼时使用。偏光一般是阻止水平光，只允许垂直光进入，所以在观看水平扫描的屏幕时（银行的ATM机、手机、平板电脑等）不要戴偏光太阳镜（图7-1）。检验是否是偏光太阳镜的方法很简单，将两副太阳镜叠放，再将其中一副旋转90°，如果眼前景物越来越深或看不见了，说明它是偏光太阳镜。

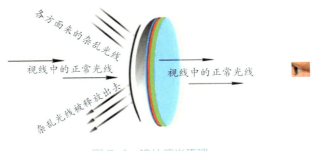

图 7-1　镜片偏光原理

4. 镜片越大越好

同样的佩戴舒适度，镜片大的，其覆盖的范围就广，有助于减少从周边空隙进入眼睛的紫外线。

5. 价格

价格不是越贵越好。太阳镜产业已经成熟，百元太阳镜也可以起到有效的防护效果。

6. 禁忌人群

青光眼、色盲患者不适合戴太阳镜。

（三）正确观看日食

月球运动到太阳和地球中间，三者正好处在一条直线时，月球就会挡住太阳射向地球的光，这时就发生日食现象。观测日食一定要注意以下两点，否则会造成短暂失明，严重的甚至会造成永久失明。

（1）一定不要裸眼观看日食！如果是目视，应使用日食观测眼镜，也可以通过小孔成像、投影等间接方式让太阳在屏幕上成像进行观测（请注意，不能使用普通的太阳镜观看日食）。

（2）使用望远镜、照相机观看，一定要在安装减光装置的前提下，通过取景器去观看，否则一样会对眼睛造成伤害。

我们可以通过一个小实验更好地理解直接观测日食的危害性：用放大镜聚焦太阳光到一张小纸片上，一段时间后纸片会焦黄直至燃烧。同理，长时间直视太阳，聚焦的光会灼伤视网膜。

三、健康饮食：叶黄素

白内障是晶状体多年氧化的结果，所以从青年时期开始就要采用富含抗氧化剂的健康饮食。叶黄素和花青素都是抗氧化剂，两者对保护眼睛有着不可替代的作用（玉米黄素和叶黄素只是化学键方向和分布不同，其他几乎与叶黄素一样，所以没有单独列出，表7-1）。

表 7-1　叶黄素和花青素的比较

项目	叶黄素	花青素
性质	脂溶性维生素	水溶性天然色素，属黄酮类化合物
作用	是构成视网膜黄斑区的主要色素，对光氧化、光破坏具有保护作用（抵御蓝光）	修复和保护细胞，增强血管弹性，促进血液循环
主要食材	以绿色和黄色为主 菠菜、西蓝花、秋葵、蛋黄、南瓜、菊花、玉米、胡萝卜、橙子	以深紫色为主 蓝莓、樱桃、黑枸杞、桑葚、紫米、葡萄

（一）菊花

菊花有清肝明目的功效，正是因为它含有丰富的叶黄素。叶黄素大量存在于黄斑和晶状体中，具有很强的抗氧化能力，不但可以保护视网膜、避免蓝光伤害，还可以增进视力、延缓衰老和降低近视度数增加速度、降低黄斑病变和患白内障的概率。比如一定比例的叶黄素、玉米黄素和锌、铜、维生素 C、维生素 E 可以有效减缓黄斑变性。

人体不能自行合成叶黄素，因此从外部补充叶黄素是非常重要的。建议青少年可以多从食物中获取，中老年人、高度近视者、程序员、户外工作者可以额外服用叶黄素片剂。

（二）银杏

银杏树最早出现于 3.45 亿年前的石炭纪，曾与恐龙为伴，是植物界中的"活化石"。银杏果含有丰富的维生素、矿物质，内含黄酮、内酯、抑菌蛋白、多糖等有效成分，具有活血化瘀、通畅血管、抑制真菌、耐缺氧、抗疲劳的作用；银杏叶含有丰富的叶黄素和玉米黄素，可改善眼部血液循环、促进视神经修复、保护视网膜的黄斑区，防治糖尿病引起的视网膜病变。

银杏果和银杏叶都是很好的抗氧化食物，可以预防和治疗白内障。因为它们含有一定的毒性，所以食用时要注意以下两点。

（1）银杏果一定要熟食，成年人每天 20 粒左右。

（2）银杏叶不要直接泡水或煎汤，这样不但起不到保健作用，还可能中毒，因此要选用经过脱毒处理的制剂或食品。

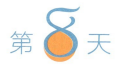

一、爱眼知识：青光眼

（一）青光眼

青光眼是视神经及其视觉通路受损，导致视力下降，甚至失明的眼病（图 8-1）。青光眼患者往往眼压增高（眼胀、眼痛）、视神经供血不足（视物模糊）、头痛、失眠、结膜出血，视觉上出现暗斑（不可见区域）或视野缩小。

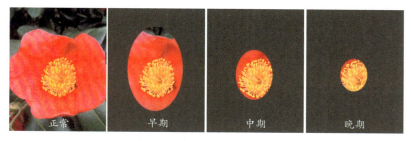

正常　　　早期　　　中期　　　晚期

图 8-1　青光眼视野变化示意

部分患者眼压会急剧升高，但大部分的青光眼患者早期没有明显症状，眼压在慢慢升高。当意识到视力下降时，可能已经有 50%~75% 的视神经受损。可怕的是受损的视神经无法恢复（目前医疗技术尚不能治愈），所以必须强调定期眼科检查，早发现、早诊断和早治疗，这是避免致盲的最有效手段。

青光眼已不再是老年人的"专利"，现在患青光眼的年轻人越来越多。如果发现有以下青光眼早期症状或不良行为，请一定要重视起来，尽早去医院检查。

（1）最重要的一个指标：是否有"虹视"？

（2）眼睛是否常常酸胀、疼痛、头痛恶心，休息之后有所缓解？

（3）是否感觉视物模糊、视力锐减、视野变窄？

（4）是否经常感觉眼睛疲劳、干涩？

（5）是否经常在漆黑的环境下看电子产品（比如看手机时环境背景漆黑）？

（二）眼压

眼压是指眼球内部的压力，正常眼压范围为 10~20 毫米汞柱（mmHg），眼压过低或过高都会损害视力。眼压的主要作用是维持眼球的正常形态，使屈光系统保持良好的屈光状态。眼压和身体其他生理指标（体温、心跳、血压等）一样是有浮动的，只要它在不损害视神经的范围就属正常。眼压一般早上高于晚上，冬季高于夏季，躺着高于坐着。

对眼压影响最大的是房水。一般情况下，房水的产生和排出保持着一种动态平衡。如果房水不能正常排出，眼压就会增高（高眼压）。高眼压会损害视神经，导致患青光眼的概率大大增加。注意：高眼压并非都是青光眼，而眼压正常也不能排除青光眼。

高眼压通常没有任何体征或症状，任何人都有患高眼压症的可能性，以下几类人尤其要注意：

（1）有高眼压或青光眼家族史。

（2）患有高血压或糖尿病。

（3）高度近视。

（4）过度用眼。

（5）眼睛做过手术。

（6）长期使用类固醇药物。

（7）过度吸烟和饮酒。

眼压是可以测量和控制的。如果患了高眼压，可以通过滴降压眼药缓解；睡觉时不要侧卧，因为与枕头接触侧眼睛的眼压会更高，会加剧不对称眼压升高和视野损害（如果没有青光眼，但两眼有屈光差异，也不要侧卧压向视力稍弱的一侧）；不要短时间大量饮水（一次 300 毫升）；不要做瑜伽倒立；少喝浓茶、咖啡，戒烟戒酒；少戴隐形眼镜，佩戴角膜塑形镜前一定要先测眼压。

为什么蹲下起来有时会突然看不见

人在蹲着的时候猛地站起来，有时会眼前发黑、天旋地转。这主要是由于直立性低血压造成的视神经（大脑）暂时性缺血。

视神经是神经纤维的集合，将视网膜的光电信息传输到大脑。当流向视神经的血液减少时，由于得不到足够的氧气和营养，可能会有短暂（几秒钟或几分钟）的失明，之后会恢复正常。如果经常反复，或还患有高血压、糖尿病、青光眼等疾病，就会造成视野缺损和视力丧失的视神经损害，被称为缺血性视神经病变。

　　站起时要注意动作不要太猛，中老年人尽可能慢一些。另外平时多做一些锻炼（提高肺活量），多吃红枣、桂圆等补血的食品。针对系统性疾病要及时治疗，如果是突发性视力下降等要及时进行眼科检查。

（三）虹视

　　看灯光时，如果在其周围出现彩色光晕（光环），类似雨后彩虹，医学上称为"虹视"，是一种视觉现象。这是由于眼球屈光度的改变而产生了分光作用（类似三棱镜），将前方射来的白色光线，根据其所包含的各种光波长的不同而分解成多种颜色成分，从而就出现了彩色鲜明的光环。

　　虹视是眼病中一个常见的症状，可见于青光眼、结膜炎、角膜炎、角膜水肿、白内障早期、葡萄膜炎等眼病。需注意，当热泪盈眶时或眼镜镜片表面有水蒸气时也会发生虹视现象，但这不是眼病。出现虹视时需要积极配合医生寻找病因，针对原发病进行早期治疗。

二、科学用眼：涌泉穴

　　人体中 70% 是水，眼睛中 99% 都是水，水是人体的重要组成物质，预防青光眼最重要的就是要控制房水对眼压的影响。经络就像是人体的能量通道，而穴位是这个能量通道在身体表面的交接节点。涌泉穴正是加快体液循环、平衡体液的重要穴位。

涌泉的字面意思就是水由下向上冒出。涌泉穴是肾经的第一穴，与生命息息相关。经常刺激此穴，不但可以增强体质，防治多种疾病，而且可以养肝明目，对青光眼、睑板腺囊肿等眼病有一定疗效。

涌泉穴位于足前部凹陷处，第二和第三脚趾缝与足跟连线的前约三分之一处，正是脚底的黄金点（0.618）。

方法：

（1）坐好，将脚放在另外一侧的大腿上。

（2）拍打、按压、揉搓涌泉穴，力度均匀，略有酸胀感即可。

（3）重复（2）100下后换另一只脚。

三、健康饮食：青光眼辅食

青光眼患者在饮食上要注意多吃富含叶黄素和玉米黄素的蔬菜和水果（羽衣甘蓝、菠菜、西蓝花、菜花、紫甘蓝、卷心菜、玉米、猕猴桃、葡萄、橙子、蓝莓等），控糖，远离含有反式脂肪酸的食物。

羽衣甘蓝

羽衣甘蓝的营养非常全面，富含维生素 C、维生素 A、维生素 K、维生素 B9（叶酸）、钙、铁、钾、磷、镁、锰、硒，以及 β- 胡萝卜素、黄酮、多酚等多种天然抗氧化剂，不但可以防癌、抗癌，更重要的是可以强化向眼部肌肉和视神经输送营养物质的毛细血管，使青光眼的发病风险降低 50%。羽衣甘蓝最佳的食用方法是生吃（高温会破坏营养）。

最简单的做法就是榨汁，其味道有些特别，可以加入其他果蔬。这里推荐"羽衣甘蓝沙拉"，其中牛油果和蛋黄含脂肪，更利于营养吸收。

原料：500 克羽衣甘蓝、1 个熟鸡蛋、1 个柑橘、1 个牛油果。

做法：首先将羽衣甘蓝切碎，鸡蛋、柑橘、牛油果切丁。然后加入橄榄油、盐、黑胡椒，充分搅拌即可。

海带

晒干的海带表面会有一层"白霜"，它就是海带中的甘露醇（其他海藻类如紫菜也含有丰富的甘露醇）。甘露醇可以提高体液的渗透，使组织脱水（利尿作用），可降低眼内压和颅内压。推荐"海带牡蛎汤""海带冬瓜汤"或"紫菜萝卜汤"作为治疗青光眼的辅助食品，注意在烹饪时不要把"白霜"洗掉。

绿茶

　　常喝绿茶可以降低青光眼的发病率。绿茶中富含茶多酚（抗氧化、抗炎、抗菌）、茶多糖（提高免疫力、降血糖）、γ-氨基丁酸（降压），可以有效地降低胆固醇和血压、提高免疫力和抗氧化能力。连续两周每天喝5杯绿茶，体内会产生大量的抗病毒干扰素，其含量是不喝绿茶的10倍。这种干扰素可以提高人体免疫力，防治青光眼。加蜂蜜效果会更好，蜂蜜可以降眼压。

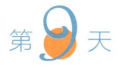

第9天

一、爱眼知识：视网膜

（一）视网膜

视网膜是位于玻璃体和脉络膜之间的一层结构复杂的透明薄膜（组织学上分为 10 层），就像照相机里的感光底片，专门负责感光成像。视网膜从功能上主要由感觉层和色素上皮层组成，两层间在病理情况下可能会分开，称作视网膜脱离。感觉层是将光学图像转换成电信号（神经冲动），主要由视细胞（即感光细胞，分为视杆细胞和视锥细胞）、双极细胞和节细胞等组成（表 9-1）。色素上皮层的主要作用是营养、修复和保护视细胞。

表 9-1　视细胞

特　　性	视杆细胞	视锥细胞
单眼数量	约 1.2 亿，从中心凹四周开始逐渐增加	约 700 万，覆盖中心凹，并向四周逐渐递减
感光色素	1 种（视紫红质）	3 种（65% 红、33% 绿、2% 蓝）
对光线的强弱敏感性	敏感性高，在暗光下发挥作用	敏感性低，在亮光下发挥作用
视敏度和色觉	视敏度低，只能分辨轮廓，不能分辨颜色	视敏度高，能辨别物体颜色、细微结构
可能引起病症	夜盲症	色盲、色弱

由于节细胞位于视细胞的前面，所以节细胞传输的神经冲动会汇集成一束（视盘），穿过视细胞进入大脑（视神经），在这个位置上没有视细胞，如果物像落在这个点上将不能产生视觉，称为生理盲点，简称"盲点"。盲点的面积很小，双眼视觉的代偿，所以不易觉察。

高度近视、衰老、外伤及高血压等全身性疾病都可能引起视网膜病变，造成中心视力减退、视物变形、视野缺损、色觉障碍，甚至失明，所以保护视网膜非常重要。

（二）黄斑

黄斑是视网膜上厚度最薄的一块区域，其中央凹陷，被称作中央凹。负责色觉和精细视觉（比如穿针）的视锥细胞就分布在以中央凹为中心的黄斑区内，所以黄斑是视力最敏锐的部位。

黄斑病变就会导致视物扭曲变形、中心视力减退，甚至失明。年龄增长（老年性黄斑变性）、高度近视、吸烟酗酒、营养缺乏、眼部炎症、高血压、糖尿病等是引起黄斑病变的危险因素。

黄斑病变除了老年性黄斑变性、眼部炎症、并发症（如糖尿病）有一定的预见性外，大部分没有明显早期症状，因此自行检测（通过阿姆斯勒方格表）和定期眼科检查尤为重要。

一张简单表格测试黄斑病变——阿姆斯勒方格表

90%的视觉（光觉、色觉、形觉）依赖于黄斑，可见黄斑的重要性。我们可以通过一张简单的表格（图

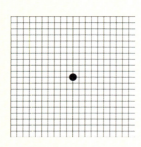

图 9-1 阿姆斯勒方格表

9-1）来测试青光眼、糖尿病、高血压、甲亢等疾病导致的黄斑病变。

阿姆斯勒方格表是由瑞士的眼科医生阿姆斯勒设计的，在10厘米×10厘米的空间内由 20×20 共 400 个方格组成。虽然看上去很简单，但却是跟踪和检测视觉异常的眼底疾病的一种有效手段，也是视野测试的方法之一。步骤如下：

（1）把方格表放在视平线 30 厘米的距离（光线要明亮、均匀；近视或远视，请佩戴原有眼镜进行测试）。

（2）盖住左眼（或右眼），另一只眼凝视方格表中心点；如果发现方格表任何直线出现曲线（扭曲）、模糊、缺失（不连续），说明眼底（黄斑、视网膜等）有出现病变的征兆，请尽快做详细的眼部扫描检查（OCT）（图9-2）。

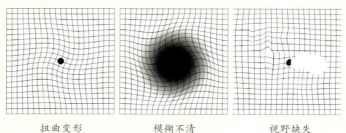

扭曲变形　　　　　模糊不清　　　　　视野缺失

图 9-2 视觉异常模拟

（三）玻璃体后脱离（PVD）和视网膜脱落

玻璃体通过数百万个纤维附着在视网膜和黄斑上。随着年龄的增长，或由于高度近视、糖尿病等原因，玻璃体会收缩并与视网膜分离。如果玻璃体与视网膜完全分离，对视力影响不大；但是如果两者分离不完全，有粘连、牵引，可能会导致视网膜脱落，从而永久性丧失视力。

可以通过阿姆斯勒方格表来检测玻璃体和视网膜是否存在粘连。如果将直线看成曲线、空白或模糊，就需要到医院进行扫描检测，确定是否做分离手术。

二、科学用眼：动态视力

（一）动态视力

艺术表演需要演员之间眼神的配合，所以演员都在用各种方法练习眼睛，以求眉目传神。那些优秀的演员，即使他们年事已高，也依然目光如炬，不会像很多老年人一样两眼浑浊。

梅兰芳年幼时，两眼近视，眼珠转动也不灵活，眼皮下垂，眼神不能完全外露，迎风还会流泪。拜师时，老师说他长着一双"死鱼眼"，不肯教。梅兰芳为了练眼功，从此不论严寒酷暑，每天训练鸽子，追踪它们的飞行轨迹，日久天长眼睛练得美目盼兮、灵活传神。如果你想拥有一双炯炯有神的眼睛，就需要后天的锻炼。

梅兰芳追视飞行的鸽子，就是一种"动态视力"的训练方法。动态视力是指在观察移动目标时，眼睛捕获影像、大脑进行信息处理并在短时间身体做出相应反应的能力。

现实生活中对移动目标的观察和识别，随时随地可以作为动态视力的训练。训练中一定要注意一个原则：提高追踪、识别移动目标细节的能力，而不是只是看到了目标而已。比如坐车时，观看窗外的车牌、广告牌，读取车牌号、电话等信息。再如走在路上，快速回头看一眼，再转回头，回想刚才看到的内容。

训练时要注意以下几点：

（1）身体静止状态时，身体放松，头颈不动，眼球转动。

（2）训练时要注意安全。

（3）训练 20 分钟，闭眼休息 3~5 分钟。

（4）一定要坚持，短期效果不明显。

体育运动是最好的动态视力训练方法。晶状体可以在此过程中不断变化和调整，不但可以改善视力，还可以提升身体素质，提高协调性，促进身心健康。

1. 球类（乒乓球、羽毛球）

乒乓球体积小、速度快，还带有旋转，需要判断球的落点并做出相应的挥拍、击打动作。以下 4 种方法也可以使你练得眼疾手快。

（1）亲自上阵。

（2）场边观看。

（3）颠球或对墙击打。

（4）在乒乓球上用记号笔写一个数字（或字母），用绳子吊起来，在摇摆中观察数字。

2. 飞盘

飞盘的运动量可大可小，适合不同年龄和性别的人群，一般都在户外练习。对动态视力的训练非常有益。

3. 风筝

放风筝可以预防和治疗近视。中医认为：目为肝之窍，肝禀风木，外合于春。阳春三月，万木生发，极目远眺随风跃动的风筝，能够充分调节眼部肌肉和视神经，同时人体肝气上输，眼睛得到肝血的濡养，达到保护和改善视力的目的。放风筝还可以使颈椎、脊柱得到锻炼，保持韧带的弹性和关节的灵活性，是青少年和伏案工作者很好的锻炼方法之一。

（二）婴幼儿动态视力训练

由于婴幼儿视觉协调和追踪能力弱，反复刺激动态视力，不但可以促进其视觉神经的发育，更可以促进大脑的发育（表 9-2）。

表 9-2　婴幼儿动态视力训练节点

年龄段	训练内容	注意事项
1~3 个月	1. 熟悉家人面孔为主 2. 用对比度高的黑白图案吸引注意力	1. 不做追视训练 2. 每两周调换宝宝睡觉的方向
4~6 个月	1. 以红色为主的彩色玩具（最好伴有声音和光），吸引注意力 2. 躲猫猫	1. 距离 15~20 厘米 2. 每次从 30 秒逐渐增加到 2 分钟
6 个月 ~1 岁	1. 辨识物体的颜色、大小、远近 2. 注视行人和车辆	多让孩子触摸物体，同时家人念出物体的名称
1~3 岁	1. 滚球、扔球、接球 2. 观察并描述户外移动物体	1. 强调手眼协调能力训练 2. 从被动观察到主动观察

三、健康饮食：控糖

（一）糖

糖是人体维持生命活动的主要能量来源，还是构成细胞的重要物质。广义的糖是指碳水化合物，主要分为单糖（葡萄糖、果糖）、双糖（蔗糖、麦芽糖、乳糖）、多糖（淀粉、纤维素）。人体只能直接吸收单糖进行代谢，其他糖则需要分解转化后才能被吸收利用。

适量摄入糖对人体是有益的。比如运动时，糖可以比其他食物更快提供能量；饭后进食甜品，可使人在学习和工作时，精力充沛，不易打瞌睡。但是长期高糖饮食，会使体内环境失调，容易缺乏维生素和矿物质，给健康造成危害。

1. 近视

糖属于酸性食物，摄入过多时，会与体内的钙中和，导致人体缺钙，从而减弱了眼睛巩膜的弹性，致使眼轴伸长，发展或加深成为轴性近视。

2. 视神经炎

由于糖在身体里进行新陈代谢需要维生素 B 族，过多摄入甜食，会耗费我们身体本来就缺乏的维生素 B 族，进而引起视神经炎。

3. 青光眼、白内障

食用过量甜食会使血糖升高，渗透压升高，改变房水浓度，使眼压增大、晶状体浑浊，容易诱发青光眼、白内障。

4. 肥胖

如果糖摄取过量而无法及时消耗，它就会转化成脂肪，甚至造成高血脂和脂肪肝。

5. 其他全身性疾病

骨质疏松、糖尿病、高血压、阿尔茨海默病等。

因此，世界卫生组织在 1995 年就号召"全球戒糖"，建议成年人每天糖的摄取量小于每日卡路里总量的 5%，约 25 克。别小看这 25 克，按照以往的饮食习惯，三餐主食的含糖量就超过 25 克了，料理中的添加剂，比如酱油，每 15 毫升（约 1 勺）就含有 1 克糖，再加上零食、饮料等，肯定会超标。因此我们应该严格控制糖的摄取量，特别是已经患有近视的人群。可以参考以下三点做法。

（1）参照"饮食七拳法"减少碳水化合物在饮食中的比例。

（2）水果最好在两餐之间食用，尽量选择苹果、猕猴桃、草莓、蓝莓、石榴、柚子、樱桃、牛油果等升糖指数低、富含低聚果糖的水果，而西瓜、哈密瓜、菠萝、柿子、提子等升糖指数高的水果，建议 40 岁以上人群少吃或不吃。

（3）最重要的是少吃、不吃零食，少喝、不喝珍珠奶茶和碳酸饮料。几乎所有的碳酸饮料含糖量都超过 25 克 / 瓶。如果一定要喝，请选择无糖饮料。

（二）红糖

红糖因为富含矿物质和维生素而广受大家喜爱。过去红糖是指没有提纯的白糖，而现在由于生产工艺的改进，有些甚至用提纯后的白糖，添加棕色糖蜜而制得。所以在选择红糖时要注意，尽量选择古法工艺，而且食用不要过量。

（三）蜂蜜

蜂蜜中果糖和葡萄糖含量大于60%，含有维生素C、维生素E、黄酮类化合物及多酚类物质，具有抗氧化、防衰老的作用。可以用蜂蜜取代传统的糖类，但是在加热过程中不要超过60℃，否则会破坏酶的活性。另外，婴儿不宜食用蜂蜜。

第10天

一、爱眼知识：色觉障碍和夜盲症

（一）色盲和色弱

视网膜上存在着能感知红（R）、绿（G）、蓝（B）的三种视锥细胞，RGB 的所有组合可以使人类区分 1000 万种不同的颜色。可是当这三种视锥细胞的 1 种、2 种或全部出现问题时，眼睛感知到的颜色就改变了，医学上称为色盲（辨色能力消失）和色弱（有时辨色困难），统称为色觉障碍（表 10-1）。

表 10-1　色觉障碍

种类	色　盲	色　弱
全	只有黑白灰（只有全色盲看到的是黑白图像，其他色盲仅是不能分辨某些颜色）	颜色浅时分辨困难，颜色鲜亮时可以分辨
第一	红色盲，不能分辨红色和青绿色	红色弱，照明不良时接近红色盲，物体颜色鲜亮且照明好时，辨色能力接近正常
第二	绿色盲，不能分辨绿色和红紫色	绿色弱，照明不良时接近绿色盲，物体颜色鲜亮且照明好时，辨色能力接近正常
第三	黄蓝色盲，不能分辨黄色和蓝色	黄蓝色弱，照明不良时接近黄蓝色盲，物体颜色鲜亮且照明好时，辨色能力接近正常

通常用简单的小测试就可以确定是否有色盲：在一个由不同颜色小圆点组成的圆圈内，有数字、字母或曲线等形状，如果没有色觉障碍就会很容易辨认出这些形状，反之就很难辨认。

色觉小测试

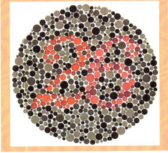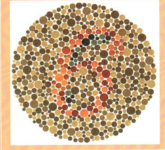

色觉正常者和第一、第二色弱者可以看出 26，但是第一色盲者只能看出 6，第二色盲者只能看出 2

色觉正常者看出 6，第一、第二色盲和第一、第二色弱者看出 5，全色弱者看不出来

大部分色觉障碍是先天性的，少部分是由疾病、药物和外伤造成的。目前全球约有 2 亿色觉障碍患者，我国就有 3000 多万人（男女比例 10：1）。因为无法正确分辨颜色，色觉障碍患者在生活中会遇到很多麻烦，甚至危险，比如购物时无法区分蔬菜是否新鲜、烧烤时不知道是否烤熟、驾驶时分不清交通信号灯……（图 10-1）。

虽然目前先天性色觉障碍还无法治愈，不过也不要太担心，更不要出现自卑心理，要保持乐观的心态。日常生活中注意以下几点：

（1）一定要熟记红、黄、绿三个交通信号灯的位置，也可以通过观察周围人的行为来辨别红绿灯，以保证安全。

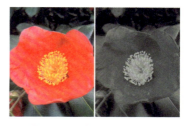

图 10-1　全色盲视物模拟

（2）选购衣服时，避免大红大绿，或者咨询周围人意见。

（3）烹饪时，可以通过设定时间和温度来判断食物是否熟了。

（4）保证生活工作环境有良好的照明（亮度和显色指数）。

（5）部分患者可以借助"色盲眼镜"来改善视觉效果。

（二）夜盲症

进入眼睛的光线（光子）会与视网膜的视细胞进行光化学反应（光合作用），并将转化的电信号传入大脑形成影像。当人们从明亮处进入昏暗处时，视杆细胞的视紫红质（由维生素 A 和蛋白质组成）就会进行光合作用。光合作用会有一定的物质损耗，如果人体内有足够的维生素 A，视紫红质再生会很顺利，使人们在暗处可以看见物体的形状，但是如果人体内严重缺乏维生素 A，视紫红质的再生就会缓慢或停滞，使人在黑暗处长时间看不见物体，这就是我们常说的夜盲症。

在高温环境下，维生素 A 有一定的稳定性，但是如果长时间烹饪，损失就比较大了，所以我们容易缺乏维生素 A。维生素 A 主要来源于动物的肝脏、蛋黄、乳类、胡萝卜、菠菜、油菜等食物中，每天只要吃 100~150 克就能够满足日常对维生素 A 的需要。因为维生素 A 属脂溶性质，所以每餐摄入一定量的脂肪，能促进维生素 A 的吸收。特别提醒熬夜的人，晚间用眼所消耗的维生素 A 要比白天多，更需要补充维生素 A。如果用药剂补充维生素 A，请遵医嘱，因为过量补充会对人体造成伤害。

二、科学用眼：光谱与视力

（一）光谱的定义

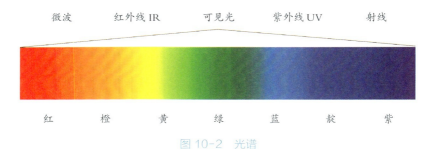

图 10-2　光谱

　　牛顿用三棱镜让我们认识到太阳光其实是由红橙黄绿蓝靛紫七种色光组成的（可见光波长为 380~780 纳米，图 10-2）。早上 9 点 30 分的自然光光谱中各种颜色的强度最饱和，是眼睛最舒适的光源。

　　我们在用红绿蓝（RGB 三基色）制造光源时，由于技术和成本的限制，使得我们身边大部分的光源处在缺色状态，对视力造成了损害。

（二）色彩与视力

　　色彩是通过眼、脑和光所产生的一种视觉效应，我们可感知的颜色高达 1000 万种。色彩的视觉刺激不但对婴幼儿眼睛发育至关重要，也影响着我们的健康和文化。

大自然为我们展示了一个色彩缤纷的世界：蓝天、白云、青山、绿水……一切的视觉形象（形状、空间、环境）都是通过颜色区别和明暗关系得到反映的，对色彩的感觉形成了人们的审美意识和联想能力。看到某种色彩会联想到自然界或生活中某些具体的或抽象的事物或概念，如看到红色会联想到鲜血、红旗等具体事物；看到白色会联想到纯洁、典雅等抽象概念。

光的物理性质是电磁波（一种能量），色彩实质上是不同频率和振幅的电磁波刺激眼睛所产生的视觉反映。

（三）如何挑选护眼灯

市面上护眼灯的功能越来越多，但护眼是第一要务，所以挑选护眼灯时一定要注意以下 6 个指标：

（1）显色指数（Ra），是指在灯光下物体显示的颜色与在自然光（阳光）下显示颜色的接近程度，数值越接近 100（Ra=100 代表自然光）显色性就越好。人的眼睛是在自然光下发育、生长的，最佳的光源就是自然光，建议选择显色指数大于 95 的护眼灯。

（2）光照强度（简称照度），是单位面积上所接受可见光的光通量，单位用 lx 表示，要选择国标 AA 级的产品（出光口半径 30 厘米内，照度大于 500lx）。

（3）色温，是专门用来度量光源中所含颜色成分的一个计量单位，可以简单地理解为色彩的温度，单位用 K 表示。不同的色温对应不同的颜色，可以通过颜色判断出大概温度，例如炼钢工人可以根据颜色来判断铁水的温度（图 10-3）。

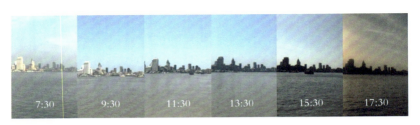

图 10-3　白天色温变化

色温不同，带给人的感觉也不相同：色温越低，色调越暖（偏红）；色温越高，色调越冷（偏蓝）（表 10-2）。

表 10-2　色温特性

色温	类型	特点	适用场所
< 3500K	暖色光	温暖、平静、舒适	卧室
3500~5500K	中色光	愉快、精神、积极	办公室、图书馆
> 5500K	冷色光	清凉、阴冷	橱窗

护眼灯的目标是要让灯发出尽量接近自然光谱的光线，不同年龄段建议使用不同色温的护眼灯（表 10-3）。

表 10-3　护眼灯色温选择

年龄段	小学生	中学生	成年人
色温	3500~4500K	4000~5000K	4500~5500K

（4）频闪，通俗讲就是亮度的稳定性，严重频闪的台灯会造成头痛和眼疲劳，导致视力下降和注意力分散等问题。

（5）蓝光。选择蓝光 RG0 级的护眼灯。太阳光强度的蓝光会使视网膜造成破坏性伤害，长期接触蓝光设备容易造成视力衰退、头晕目眩、记忆力减退、影响睡眠。

（6）必须有国家安全强制认证的标识 CCC（3C 认证）。

护眼灯再好，还是要注意科学用眼。

（四）显色指数和近视

我们看到物体的颜色，实际上是光源照射到物体表面以后，一部分光谱被吸收，一部分光谱反射回来，反射回来的光谱颜色。若光谱全被吸收，看到的就是黑色；若光谱都不被吸收，看到的就是白色。所以光源的显色指数与光谱的分布有关，越接近自然光的光谱，显色指数越高，区分物体各种颜色越是轻松。

中小学生课本色彩丰富，所以国家标准规定教室照明的显色指数不能小于 80，特别是在美术、手工等对色彩要求高的专业类教室。若长期在显色性很差的光源下，视锥细胞敏感度也会降低，辨识时间加长，辨色能力下降和衰退，容易带来眼疲劳，造成色盲、色弱、近视等严重的视力问题和眼部疾病，也容易产生压抑感。

很多教室中的光源以及市场上的台灯大部分都缺少了红、橙、绿、青、紫等光谱，显色指数低于 80，甚至更低。从保护视力的角度来看，选用的灯具显色指数需要大于 95 的光源。

（五）什么颜色的纸张护眼

很多人对纸张品质的认识有误解，以为颜色越白质量就越好。部分厂家为了钻营，违规添加荧光增白剂，虽然从视觉上看，白纸黑字会更清晰，但纸张过白反射光线越强，会刺激眼睛，对角膜、虹膜和视网膜造成伤害，容易造成视力疲劳，增加近视等患病风险。另外荧光剂会增加肝脏的代谢负担，降低儿童的免疫力。

视网膜中的感光细胞对各种波长的光的灵敏度各有不同：明亮环境时对550纳米波长（绿色）的光最敏感，黑暗环境时对505纳米波长（黄色）的光最敏感，即视觉的敏感波长介于黄色和绿色之间。推荐使用淡黄色纸张（书写笔使用黑墨，不建议使用蓝墨），使睫状肌处于放松状态，可以有效缓解眼疲劳。同理要注意墙面不要使用亮光漆，可以使用亚光淡黄色的墙漆。

三、科学饮食：胡萝卜苹果汁

胡萝卜苹果汁（图10-4）不仅美味可口，且富含多种营养物质（β-胡萝卜素、维生素A、维生素C、维生素E、钾、钙、铁等），能起到补肝明目、清热解毒、健脾和胃等作用，是一款益处良多的健康饮品。

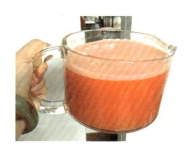

图10-4　胡萝卜苹果汁

1. 保护眼睛

营养视神经，增强视网膜抗氧化能力，缓解眼疲劳、干眼症和夜盲症，预防视力下降。

2. 血管清道夫

促进血液循环、降糖、降脂、降压，预防动脉硬化。

3. 增强免疫力

提高体内免疫球蛋白的活性，增强自身抗病能力，预防癌症、延缓衰老。

胡萝卜苹果汁的做法

食材：胡萝卜 1~2 根、苹果 1 个、凉开水或半瓶矿泉水。

做法：

（1）将胡萝卜、苹果洗净，切成小块（最好保留苹果核）。

（2）加水倒入榨汁机中，选用"研磨"模式（3分钟左右）。

（3）加入 1 勺蜂蜜直接饮用。

注意事项：

（1）脾胃虚寒和腹泻者，可以加热后饮用（不要煮沸）。

（2）育龄女性不宜经常或过量饮用。

（3）不宜与海鲜、白萝卜同食。

另外，枸杞叶炖猪肝、猪肝炒菠菜、橘子菠菜沙拉、桑叶鲫鱼汤对治疗夜盲症、改善视力也有很好的作用。

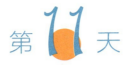

第11天

一、爱眼知识：角膜

（一）角膜

角膜在眼球的最前面、光滑、透明，像球面一样弯曲，起到重要的屈光作用。如果角膜弯曲度不均匀，就会引起屈光异常，称为散光。角膜含有丰富的感觉神经末梢，任何微小刺激、损伤、发炎都能引起疼痛、流泪。角膜没有血管，是通过角膜缘（角膜和巩膜的连接处）和房水（泪液）供给营养，代谢过程慢，恢复时间长。

虽然眼睑和眼泪可以对角膜起到一定的保护作用，但是角膜外伤、干眼症、隐形眼镜、感染、营养不良等因素还是容易引起角膜发炎，如果不及时治疗，还会导致角膜出现混浊，视力模糊、减退，甚至失明。全国有 400 万角膜盲患者，每年新增超过 10 万人，85% 以上是青壮年。尽管角膜移植技术已经成熟，但是每年只有几千例捐赠，远远不能满足需求。

长期佩戴隐形眼镜和美瞳，一定要注意正确佩戴方式和护理。运动（篮球、棒球、壁球）、科学实验（化学、生物）时最好佩戴护目镜，以免眼睛受伤。

（二）圆锥角膜

圆锥角膜是角膜中央变薄并向前突出，呈圆锥形，因此得名。它易造成角膜水肿、浑浊、不规则散光和高度近视，严重损害视力。多发生于青春期，40岁左右逐渐稳定。病因与遗传、过敏体质、经常揉眼、创伤、炎症等多种因素相关。

圆锥角膜症以前由于角膜地形图检查不普及，没有受到重视，建议中高度近视并伴有散光的患者定期检查。治疗一般采用物理疗法（佩戴角膜接触镜），严重者需要手术治疗。

二、科学用眼：角膜塑形镜

角膜塑形镜（俗称"OK镜"）是一种硬性隐形眼镜，一般是睡觉时佩戴，可以逐步将角膜弯曲度"压"平，从而暂时性控制和延缓屈光不正的发展，是一种可逆性非手术的物理矫正方法。数据表明，长期佩戴可以延缓青少年眼轴长度进展约0.19毫米/年，有效率30%~70%，是目前比较有效的控制近视的手段。

角膜塑形镜的配镜比普通的隐形眼镜更为严苛，首先要对每只眼球进行多项检测（如角膜硬度、角膜地形图、眼压、眼底等），在确认患者（8~40岁）适合佩戴后，量"眼"定制多个曲面弧度的镜片（左右镜片不能互换）。配镜后，还需定期复查，并高度重视镜片清洁，以防感染。

三、健康饮食：维生素

（一）维生素

维生素是维持人体正常生理功能所必需的一类有机化合物，在人体生长、代谢、发育过程中发挥着重要的调节作用。如果长期缺乏某种维生素，就会引起生理机能障碍疾病。由于体内不能合成维生素或合成量不足，所以虽然需要量很少，但必须经常由食物供给。

人体必需的 13 种维生素（表 11–1）分为脂溶性和水溶性两大类：

（1）脂溶性维生素（维生素 A、维生素 D、维生素 E 和维生素 K，共 4 种），可溶于脂肪和有机溶剂，不溶于水。因此，当膳食中脂肪含量过少时，不利于此类维生素的吸收。脂溶性维生素主要是协助新陈代谢和凝血，不容易受光、热、水、氧的影响，食用后会储存在肝脏、脂肪中（如果摄入过量会造成中毒）。

（2）水溶性维生素〔维生素 B1、维生素 B2、维生素 B6、维生素 B12、维生素 B3（烟酸）、维生素 B5（泛酸）、维生素 B7（生物素）、维生素 B9（叶酸）和维生素 C，共 9 种〕，可溶于水，不溶于脂肪和有机溶剂，主要参与人体各种酶的合成和代谢，以及能量传递。水溶性维生素易受光、热、水、氧等外在因素而消失殆尽，不容易储存在身体中，易缺乏，需要每天分时补充（一般不容易引起中毒）。

表 11-1 人体必需的 13 种维生素

维生素种类	主要作用	主要摄取来源	注意事项
维生素 A	● 预防干眼症、夜盲症、角膜软化和视力减退 ● 消除自由基，加强免疫力，治疗癌症 ● 促进骨骼生长，维护头发、牙齿、牙床健康 ● 帮助细胞再生，保持皮肤湿润和弹性 ● 维持呼吸系统健康 ● 增强记忆力	● 动物肝脏 ● 鱼肝油 ● 胡萝卜 ● 蛋黄 ● 其他红黄色及绿叶蔬菜、水果（西蓝花、苋菜、地瓜叶、菠菜、茼蒿、玉米、南瓜、香蕉等）、橘子、柿子、杏	**脂溶性** ● 维生素 A 虽不容易被碱、高温破坏，但做饭时也要避免过分烹调 ● 直接服用维生素 A 补充剂，需遵医嘱，过量有危害！尽量从天然食材中获取，比如绿叶蔬菜中的 β- 胡萝卜素没有毒性，人体需要时可转化为维生素 A
维生素 C	● 预防白内障和青光眼 ● 治疗维生素 C 缺乏病，预防癌症 ● 增强免疫力，预防高血压、动脉硬化、中风等疾病 ● 帮助细胞修复，加速伤口愈合 ● 促进铁的吸收，治疗贫血	● 鲜枣 ● 猕猴桃 ● 橙汁 ● 草莓 ● 其他新鲜的水果和蔬菜：水果（沙棘、龙眼、柠檬、番茄、葡萄、柚子、荔枝、枸杞、苹果）蔬菜（菠菜、西蓝花、香椿、苋菜、白菜、油菜、豌豆苗、辣椒、南瓜）	**水溶性** ● 容易被氧化，蔬菜、水果切好后不要放置太久（避免阳光照射） ● 蔬菜清洗太久或久放会流失，维生素 C 会随洗水流失或溶于汤中 ● 炒菜不要加热过久 ● 吸烟或食用油炸食品会消耗大量维生素 C，需要加倍补充 ● 不能过量

维生素种类	主要作用	主要摄取来源	注意事项
维生素 D	● 帮助维生素 A 的吸收，预防眼球突出、屈光不正 ● 促进钙和磷的吸收、强化骨骼和牙齿 ● 预防和治疗佝偻病、骨质疏松	● 海鱼（三文鱼、金枪鱼） ● 动物肝脏 ● 蛋黄 ● 鱼肝油 ● 奶制品	● 脂溶性 ● 直接晒太阳，紫外线照射可以合成维生素 D（但隔着玻璃照射效果不佳） ● 过量有危害
维生素 E	● 提高免疫力，抑制癌症，防治糖尿病、风湿性关节炎 ● 改善眼部血液循环、预防近视 ● 抗氧化、延缓衰老 ● 预防癌症、高血压、冠心病 ● 加速伤口愈合 ● 提高生育能力	● 豆类（黄豆、黑豆） ● 蛋黄 ● 坚果 ● 鱼类 ● 深绿色蔬菜 ● 植物油	● 脂溶性 ● 食用油避免阳光直射 ● 天然优于人工补充剂 ● 酗酒者要多补充维生素 E ● 过量有危害
维生素 K	● 促进凝血，预防心血管疾病和青光眼 ● 防治骨质疏松 ● 降低糖尿病	● 绿叶蔬菜（菠菜、生菜、圆白菜、芦笋、豆角、西蓝花、花椰菜） ● 深绿色水果（牛油果、猕猴桃） ● 植物油（大豆油、菜籽油、橄榄油） ● 动物肝脏、绿茶、蛋黄	● 脂溶性 ● 过量有危害

维生素种类	主要作用	主要摄取来源	注意事项
维生素 B1	● 保护视神经 ● 维持正常糖类代谢 ● 维持心脏及消化系统的正常机能 ● 提高记忆力 ● 预防脚气、皮炎	● 谷类 ● 豆类 ● 坚果 ● 动物肝脏 ● 肉类	● 水溶性 ● 快速洗米，以免维生素 B1 损失
维生素 B2 （核黄素）	● 增进视力，预防眼部疾病（角膜炎、视网膜炎） ● 促进生长发育和细胞再生，防治癌症 ● 代谢蛋白质、脂肪、糖类，降低心血管疾病 ● 消除口腔溃疡、唇裂、舌炎等口部疾病	● 动物肝脏 ● 蛋黄 ● 豆类 ● 部分绿叶蔬菜 ● 牛奶 ● 菌类 ● 小米	● 水溶性
维生素 B3 （烟酸）	● 维持神经系统健康和脑机能正常运作（缓解精神紧张，安定情绪） ● 帮助糖类代谢、降低胆固醇、预防视网膜疾病 ● 促进消化系统健康 ● 维持皮肤健康	● 动物肝脏 ● 蛋黄 ● 五谷杂粮 ● 坚果 ● 红肉 ● 深绿色蔬菜 ● 香菇、紫菜、芝麻	● 水溶性 ● 烹饪方法：除做汤以外，避免大煮蔬菜 ● 吸烟和酗酒者需要加倍补充

维生素种类	主要作用	主要摄取来源	注意事项
维生素 B5（泛酸）	● 参与糖类、脂肪、蛋白质的代谢 ● 帮助细胞组织形成，促进伤口愈合，抗应激、抗寒冷、抗感染 ● 消除疲劳，抵抗压力 ● 维护头发和皮肤健康	● 动物肝脏 ● 红肉 ● 豆类 ● 坚果 ● 香菇 ● 绿叶蔬菜	● 水溶性 ● 广泛存在于各种新鲜食材中，但很容易在加工时流失
维生素 B6	● 代谢蛋白质、脂肪、碳水化合物，防治糖尿病和老年性黄斑变性 ● 促进发育，提高免疫力 ● 减少呕吐、抽筋 ● 制造抗体和红细胞 ● 调节肌肤油脂分泌，预防神经及皮肤疾病 ● 减轻焦虑与稳定情绪	● 动物内脏 ● 坚果（核桃、葵花子） ● 全麦 ● 蛋奶 ● 红肉 ● 鱼类 ● 菠菜、胡萝卜	● 水溶性 ● 大鱼大肉后要补充维生素 B6 ● 不宜过量
维生素 B7（生物素）	● 促进视网膜健康 ● 协助脂肪、蛋白质、糖类代谢，控制糖尿病 ● 防止白发和脱发	● 动物内脏 ● 坚果 ● 蛋黄 ● 牛奶	● 水溶性 ● 酗酒影响吸收

维生素种类	主要作用	主要摄取来源	注意事项
维生素 B7（生物素）	● 保持皮肤健康 ● 协助细胞生长，增强免疫力，防治动脉硬化、高血压 ● 促进汗腺、神经健康 ● 促进骨髓健康 ● 有助于维生素 B 族利用	● 花椰菜 ● 蘑菇 ● 草莓 ● 柚子 ● 葡萄 ● 谷物	
维生素 B9（叶酸）	● 帮助造血、抗贫血，预防老年性黄斑变性 ● 有助于胎儿健康成长 ● 帮助人体组织成长再生，防治肿瘤 ● 维护神经系统健康 ● 减轻焦虑和抑郁症 ● 减缓老年痴呆	● 绿色蔬菜（菠菜、花椰菜） ● 新鲜水果（猕猴桃、柑橘） ● 动物内脏 ● 红肉 ● 蛋黄 ● 坚果	● 水溶性 ● 新鲜蔬菜储存 2~3 天后，叶酸会损失 50% 以上，浸泡在盐水中损失也很大 ● 在治疗贫血时，叶酸与维生素 C 会减弱各自的作用，不要同时服用
维生素 B12	● 保护视力，预防恶性贫血，协助神经系统健康 ● 协助成长与发育，促进脂肪、蛋白质、碳水化合物的代谢 ● 集中注意力，增强记忆力	● 动物肝脏 ● 红肉 ● 乳制品 ● 鱼肉 ● 蛋类 ● 腐乳	● 水溶性 ● 主要存在于动物性食物中 ● 唯一含有金属（钴）的维生素，可保存在肝脏中

（二）什么情况下需要补充维生素

人体对维生素的需求量很小（日需求量以毫克或微克计算），一般从饮食中就可以满足，但由于一些原因会造成维生素缺乏，对人体健康造成损害。因此，下列情况发生时需要补充维生素：

（1）摄取量严重不足，如食物单一、挑食，食材储存、烹饪不当造成维生素损失等。

（2）吸收利用降低，如消化系统疾病或摄入脂肪量过少从而影响脂溶性维生素的吸收。

（3）特殊人群维生素需要量相对增高，如妊娠和哺乳期妇女、婴幼儿、老年人、素食者，嗜酒嗜烟、经常熬夜、爱吃油炸食品、经常吃外卖、特殊工种、特殊环境下的人群。

（4）不合理使用抗生素会导致对维生素的需要量增加。选择和补充维生素，应从自身的需求来考量。有些人同时食用维生素 C、鱼油、复合维生素 B 等补充剂，过量摄入，反而会导致其他不良反应。

（三）如何避免食材中维生素的流失

（1）选择新鲜、当季、天然的食材，采购量以当天食用完为佳，多余的蔬菜要放入冰箱保存，坚果要放入密封罐中。

（2）清洗时，不宜浸泡过久，泡之前最好带皮，不要切碎。

（3）以自然方式解冻，避免微波炉快速解冻。

（4）缩短蔬菜的烹饪时间，油炸时最好包覆面衣，增加蒸食。

（5）脂溶性维生素的食物最好和脂肪一起烹饪，可以提高吸收率。

第12天

一、爱眼知识：眼睛充血

我们肉眼可见的眼睛充血主要是前房积血和结膜下出血（眼底出血需要用裂隙灯来检查），以下方法可以快速判断（表 12-1）。

表 12-1　如何判断眼睛充血

	前房积血	结膜下出血
位置	角膜和虹膜之间	眼白（巩膜）有血斑
症状	对光敏感、眼痛、视力模糊	无症状
原因	外伤、术后造成的虹膜血管破裂，小量出血不会造成伤害，如果大量出血将使眼压增高，可能会导致白内障、青光眼、视网膜脱落	咳嗽、打喷嚏、劳损、糖尿病、高血压、某些药物等原因，造成静脉血压短暂升高引发结膜的细小血管破裂，不会造成伤害
治疗	需要到医院做眼科检查，出血少的一般是滴止血眼药水、卧床休息。但如果眼压升高需要降压或手术	通常一周左右自行治愈。前两天可以冷敷，之后酌情热敷，每天两次
饮食	番茄芹菜汁（芹菜叶效果更好）、鲜藕荸荠汁	

二、科学用眼：光照

光照可以促进胚胎发育。对放入孵化器中的种蛋进行光照，不仅可以促进鸡胚发育、缩短孵化时间，还可以使初生雏鸡比平常的更大。冬季出生的比夏季出生的人，更容易患上"季节性抑郁症"（相比普通人，患有季节抑郁的人会觉得世界色彩更加暗淡）。这是因为夏季出生的人接受光照多，冬季出生的人接受光照少，导致其生物钟变慢，健康和个性都大受影响。

经研究证明光照会提高视蛋白的活性，促进多巴胺的分泌，从而抑制眼轴的增长，防止视网膜血管发育退化和玻璃体早衰，促进眼睛的正常发育。但光对近视的预防作用需要达到一定的量（数量和质量的阈值效应）才起作用，12岁前（眼球发育的重要阶段）每周需要14个小时的户外光照（每周7个小时不能起到预防作用），成人每天也需要30~60分钟的户外光照。

晴天户外光的强度在20000~100000勒克斯，而室内光只有500勒克斯左右，即使透过玻璃（窗户或车窗），光的强度也会大打折扣。室内运动时间再长，也抵不上户外光照，年龄越小效果越明显（表12-2）。

表12-2　户外光照时间对近视的影响（以悉尼和新加坡为例）

	悉尼	新加坡
6~7岁华裔子女近视率	3.3%	29.1%
其父母近视率	68%	71%
其每周户外活动时间	13.75小时	3.05小时

光疗法是预防和治疗近视和视网膜病变最简单、最有效的方法。课间休息只有10分钟，请任课老师千万不要拖堂或占用，一定要把学生"赶"出教室，增加户外活动（关键不在于活动，而是在户外）。这"区区"10分钟，可以将小学生的近视率降低25%~50%。户外的视野还可以帮助人体放松和锻炼睫状肌，提高血液供应效率，减轻眼疲劳。

日光浴

给眼睛做个日光浴可以延缓眼睛衰老，增进视力。由于阳光中含有紫外线，所以方法很重要！日光浴分为"看太阳"和"晒太阳"两种方式（表12-3），需要注意以下事项：

（1）面向太阳，全身放松，全程不能戴眼镜。

（2）循序渐进，不要勉强。

（3）日光浴后一定要闭眼休息3~5分钟，不要着急睁眼。这一点非常重要，否则会伤害眼睛！

（4）其间要保障营养物质的供给。

表 12-3　日光浴的方法

	看太阳	晒太阳
方式	睁大眼睛，自然眨眼	全程闭眼
时长	1. 看日出日落时的太阳3~5分钟 2. 看日出日落前后60分钟内的太阳，15~30秒	15秒左右（避免正午的太阳）

三、健康饮食：矿物质

矿物质，又称无机盐，和维生素一样是人体必需的营养素，维持着人体的生理功能，如帮助代谢、协助造血、维护神经系统、调节和分泌荷尔蒙、参与血液和骨骼的组成、完成能量的吸收和利用、维持体液和酸碱度的平衡、保护正常渗透压。

人体无法自行产生、合成矿物质，需要从外界摄取（随年龄、性别、身体状况、环境等因素有所不同），但是不同于有机物的维生素，矿物质是无机物，过量摄取更容易引起过剩和中毒，不要滥用矿物质补充剂（表12-4）。每天需求量大于100毫克的有钙、镁、钾、钠、磷、硫、氯等7种常量元素，每天需求量小于100毫克的有铁、锌、铜、钴、钼、硒、碘、铬、锰、硼、钒、氟等12种微量元素（表12-5）。中国人容易缺乏的矿物质主要有：钙、铁、锌、碘、硒、铬。

一种有效获取多种矿物质的方法就是从海盐或岩盐中摄取，而不是我们平时食用的精制食盐（精盐主要由氯化钠和没有营养价值的防结块剂组成，几乎不含其他矿物质。而海盐或岩盐中98%是氯化钠，其余包括钙、镁、钾、铜、铁、锌、锰、硒等几十种人体所需的矿物质和氨基酸）。需要注意的是成人每天盐的摄入量不要超过6克，包括零食、酱油、味精等调味品中盐的量，所以做菜时，一定要控制放盐。

表 12-4 各年龄阶段与视力相关主要营养素每日摄取量参照

	婴幼儿 （0~6岁）	儿童 （7~14岁）	青少年 （15~24岁）	成年男性 （25~59岁）	成年女性 （25~59岁）	老年人 （60岁及以上）
维生素 A/微克	300	500	700	800	700	800
维生素 B1/毫克	0.3	1.0	1.5	1.4	1.2	1.4
维生素 B2/毫克	0.5	1.0	1.3	1.5	1.2	1.4
维生素 B3/毫克	5	9	12	14	13	13
维生素 B6/毫克	0.5	0.7	1.0	1.2	1.2	1.5
维生素 B7/微克	10	20	35	40	40	40
维生素 B9/微克	100	200	300	400	400	400
维生素 B12/微克	0.5	1.6	2.5	2.5	2.5	2.5
维生素 C/毫克	40	65	100	100	100	100
维生素 D/微克	10	10	10	10	10	15
维生素 E/毫克	5	10	13	15	15	15
钙/毫克	500	1000	1500	1500	1500	1500
镁/毫克	100	250	350	350	350	350
钾/毫克	1000	1500	2000	2000	2000	2000
铁/毫克	10	15	15	15	20	15
锌/毫克	5	12	15	15	15	15
铜/毫克	0.5	1	2	2	2	2
钼/微克	5	30	50	60	60	60
硒/微克	20	30	50	50	50	60
碘/微克	50	90	130	150	150	150
铬/微克	10	30	40	50	50	50
锰/毫克	0.5	1.0	3.5	3.5	3.5	3.5
氟/毫克	0.5	1.0	1.2	1.5	1.5	1.5

注：本表是一个面向健康人群的标准，由于每个个人的体质、生活状况、眼健康问题千差万别，建议在医生和健康管理师的指导
下调整摄取量。

表 12-5 人体必需的 19 种矿物质

矿物质	主要作用	主要摄取来源	注意事项
钙	● 预防近视、老花眼 ● 强健骨骼、牙齿 ● 调节肌肉收缩、维持心跳规律 ● 参与凝血 ● 强化神经传达及感应 ● 安定情绪、改善失眠	● 乳制品（牛奶、羊奶粉） ● 水产品（小鱼干、虾皮、海带、牡蛎） ● 豆类（豆腐、腐竹） ● 坚果、黑芝麻 ● 绿叶蔬菜（羽衣甘蓝、花椰菜、紫甘蓝、油菜、菠菜）。烹饪时要注意：因绿叶蔬菜富含草酸，先焯水再与含钙丰富食材烹饪	● 人体中含量最多，缺钙会导致全身疾病 ● 补钙过程中，要同时补充维生素 A 和维生素 D，可以有效保证钙的吸收和利用 ● 吃早餐、多运动、晒太阳、咖啡利于钙的吸收；吸烟酗酒、常喝浓茶/咖啡/碳酸饮料会减少钙的吸收 ● 少量多次、饭后和睡前补钙效果最佳 ● 钙和铁不要同服，相隔 2 个小时以上
镁	● 构成骨骼和牙齿 ● 参与能量代谢 ● 帮助神经传导，安抚紧张、焦躁的情绪 ● 调节肌肉收缩、心脏及血管健康 ● 维护胃肠道和激素功能 ● 促进钙的吸收	● 坚果（瓜子、花生、杏仁） ● 芝麻、腰果 ● 海鲜（海带） ● 绿叶蔬菜 ● 豆类（红豆、绿豆） ● 粗粮（精米、精面普遍缺乏镁）	● 草酸、膳食纤维会影响镁的吸收 ● 水果、牛奶中镁的含量少 ● 精加工的食物不含镁 ● 肾功能不全者，容易引起镁中毒 ● 维持眼压平衡，预防青光眼

矿物质	主要作用	主要摄取来源	注意事项
钾	● 维持细胞内外液的酸碱平衡，保护视力 ● 维持正常血压 ● 参与糖、蛋白质和能量代谢 ● 调节并参与神经传导，有助于心率正常	● 乳制品 ● 水果（香蕉、葡萄、橙子、番茄） ● 蔬菜 ● 红肉 ● 动物内脏	● 中国人普遍缺钾，容易造成近视、白内障和青光眼 ● 喜欢甜食者，要增加钾、钠、钙的摄入量 ● 蔬菜（可生吃的）、水果尽量不要过量摄取加热 ● 肾病患者注意不要过量摄取钾
钠	● 维持细胞内外水分平衡和渗透压稳定 ● 保持体内酸碱平衡 ● 调节神经肌肉应激收缩 ● 参与能量代谢和氧的利用 ● 维持血压和心血管功能正常	● 食盐、酱油、咸菜、腌制品 ● 番茄酱、豆瓣酱、乳酪 ● 休闲食品（蜜饯、辣条等） ● 火锅、油条、挂面 ● 外卖（一份外卖的钠含量普遍超过3克）	● 高温、重体力劳动、经常出汗需要补充钠 ● 钠、钾、氯共同维持体液和渗透压的平衡，保护视力 ● 高钠摄入是影响我国人民身体健康的主要膳食风险因素，成年人要控制每天6克以内的钠摄入量
磷	● 构成骨骼和牙齿 ● 调节体内酸碱平衡，促进糖类及脂肪代谢 ● DNA和RNA的组成成分 ● 促进脂溶性维生素的吸收 ● 维持肾脏正常机能	● 豆制品 ● 牛奶等乳制品 ● 鸡蛋 ● 坚果（瓜子、花生、杏仁） ● 海鲜（鱼类、螃蟹、海带、紫菜） ● 红肉 ● 动物肝脏	● 食物中含有丰富的磷，不需要额外补充 ● 碳酸饮料（如可乐）含磷量高，大量饮用会造成钙的缺失

续表

矿物质	主要作用	主要摄取来源	注意事项
硫	● 协助肝脏解毒，抵抗细菌感染 ● 保护指甲、头发、皮肤的健康 ● 预防癌症 ● 帮助新陈代谢、维护大脑功能	● 牛奶、羊奶 ● 鸡蛋 ● 坚果 ● 海鲜 ● 香蕉、菠萝 ● 洋葱、马铃薯、卷心菜	—
氯	● 保持体液酸碱平衡，调节渗透压，保护视力 ● 合成胃酸，帮助消化 ● 提高肝脏代谢废物排出	● 酱油、酱菜 ● 海带 ● 煮沸的自来水	● 一般用氯为自来水消毒，用自来水煮开水，开盖煮或煮好后散水蒸气再使用
铁	● 增加巩膜韧性和厚度，保护视力 ● 防止缺铁性贫血 ● 强化免疫系统，增强抵抗力 ● 促进发育和心智发展	● 海带、紫菜 ● 土豆 ● 黑糖 ● 蛋黄 ● 猪血、鸭血、鱼子酱 ● 猪肝、肾脏 ● 干果（桂圆、杏干、葡萄干、花生） ● 红肉 ● 阿胶	● 女性、儿童、老年人要注意补铁 ● 铜、钴、锰、维生素 C、铁锅炒菜有益于铁的吸收 ● 消炎药、红茶、咖啡阻碍铁的吸收 ● 补铁剂饭后服用，不要用牛奶冲服

矿物质	主要作用	主要摄取来源	注意事项
锌	● 保护视网膜，预防近视 ● 参与体内 200 多种酶的合成、蛋白质和核酸的合成 ● 保持食欲 ● 增强免疫力，预防癌症 ● 促进生长和智力发育 ● 促进细胞的分裂和成长，帮助伤口愈合	● 红肉 ● 鱼类 ● 粗粮，南瓜子，葵花子，核桃，芝麻 ● 菇类 ● 动物肝脏 ● 豆制品 ● 花生	● 锌不耐高温，过度烹饪会造成锌缺乏 ● 补钙和补锌要间隔 4 个小时 ● 植物中含锌量低 ● 我国 30%~60% 的儿童缺锌
铜	● 预防近视 ● 帮助铁的吸收，防止贫血 ● 促进大脑健康 ● 保护心脏 ● 调节血糖 ● 减缓骨质疏松和白发，抗衰老	● 猪肝、羊肝 ● 坚果（核桃、榛子、葵花子） ● 粗粮 ● 口蘑、芸豆、西蓝花、柳橙 ● 牛肉、鸡蛋 ● 豆制品 ● 红茶、花茶、绿茶	● 药物和酒精影响铜的吸收
钴	● 构成维生素 B12，促进红细胞的合成，治疗恶性贫血 ● 促进食欲，预防脂肪肝 ● 保持神经机能正常运作	● 动物肝脏 ● 红肉 ● 海鲜（牡蛎）	● 绿色蔬菜中的钴含量高，但不易吸收

续表

矿物质	主要作用	主要摄取来源	注意事项
钼	● 调节眼房水渗压，预防近视；也是虹膜的重要组成部分 ● 保护心血管，预防贫血，促进发育 ● 帮助糖类和脂肪代谢，提高免疫力，防止癌症 ● 预防龋齿，抑制肾结石和尿结石	● 蛋类 ● 牛奶 ● 豆类 ● 蜂蜜 ● 菊花 ● 动物内脏	—
硒	● 预防白内障、视网膜病、夜盲症，保护视力 ● 提高抗氧化能力，增强免疫力，可以预防肝病、糖尿病、癌症、心血管疾病、前列腺病等40多种疾病 ● 促进生长和智力发育，延缓衰老 ● 解毒排毒	● 海鲜（虾皮、黄鱼、带鱼、鱿鱼） ● 肉类（动物肝脏、红肉） ● 豆类（南瓜子、玉米、黄豆、黑豆、豌豆、蚕豆、花生） ● 蛋类（鹌鹑蛋、鸡蛋） ● 粗粮（小米） ● 果蔬（蘑菇、荠菜、南瓜、番茄、洋葱、梨、苹果、桑葚、桂圆）	● 果蔬类含硒相对较少 ● 多吃富含维生素A、维生素C、维生素E的果蔬，可以促进硒的吸收

矿物质	主要作用	主要摄取来源	注意事项
碘	● 维持甲状腺正常功能 ● 促进糖和脂肪的代谢 ● 促进生长和智力发育，维护神经系统 ● 增强各种酶的活力	● 海带、海鱼 ● 含碘盐	● 甲亢患者应减少碘的摄入 ● 过度烹饪会造成碘的流失和破坏
铬	● 防治近视 ● 帮助胰岛素调节血糖，保护心血管，预防糖尿病 ● 参与脂肪、蛋白质、糖类代谢，降低胆固醇，缓解动脉硬化，预防高血压（或降血压）	● 粗粮 ● 动物肝脏 ● 红肉 ● 乳制品 ● 红糖 ● 苹果皮、香蕉、香菇、土豆、胡萝卜	● 铬在精面、精米加工中已经流失
锰	● 缓和神经过敏和情绪 ● 维持正常的糖和脂肪代谢 ● 促进骨骼的生长发育 ● 促进细胞的功能，消除疲劳，帮助消化	● 粗粮（燕麦、荞麦、栗子） ● 坚果 ● 茶水 ● 绿叶蔬菜（菠菜、莴笋） ● 鸡肝 ● 黑芝麻	● 精米、精面的锰含量低 ● 酒和肉影响锰的吸收

续表

矿物质	主要作用	主要摄取来源	注意事项
锰	● 保持正常的脑功能，增强记忆力	● 木耳 ● 蘑菇 ● 蓝莓	
硼	● 预防及治疗关节炎 ● 维持骨骼健康，预防及治疗骨质疏松 ● 改善脑功能，提高反应能力	● 花生、榛果、杏仁 ● 黄豆、豌豆 ● 苹果、葡萄干、莴苣 ● 蜂蜜 ● 葡萄酒	● 不存在于动物性食物中
钒	● 帮助骨骼及牙齿代谢 ● 促进糖、脂肪、蛋白质代谢，控制糖尿病、预防心脏病、高血压 ● 协助神经和肌肉的正常运作	● 鱼类 ● 果蔬（香菜、萝卜、莴苣、草莓、苹果） ● 蘑菇	● 一般从鱼类食物中就可以满足需求 ● 运动员、糖尿病患者需要额外补充
氟	● 强化珐琅质，预防蛀牙 ● 强健骨骼，预防骨质疏松症	● 茶水 ● 海产品 ● 苹果 ● 杏仁	● 茶水加糖降低吸收 ● 不要吞下含氟牙膏

另外还要防止生活中矿物质的流失：

（1）蔬菜、水果的皮、外层的叶子，往往是矿物质含量最多的地方，去皮、去叶会导致矿物质的损失（防止药物，可以使用食材净化器）。

（2）矿物质主要存在于谷物的外层，米面的精细加工也会造成很大损失。因此要多吃粗粮。

（3）不恰当的烹饪方法会使人体可利用的矿物质降低，如含有草酸的食物不经过焯水，会造成钙无法被人体吸收。

（4）药物、零食、碳酸饮料、酒等也会影响维生素和矿物质的吸收。比如高血压药会造成钾的流失，感冒药影响维生素 A 的吸收，抗生素和咖啡影响维生素 B、维生素 C、维生素 K 的吸收，降胆固醇、磺胺类药物影响叶酸的吸收。

第 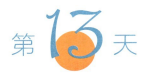 天

一、爱眼知识：葡萄膜

葡萄膜是虹膜、睫状体和脉络膜的总称，含有丰富的毛细血管，为眼球提供营养。由于眼部的新陈代谢较慢，眼部和身体其他器官的病原体随着血液循环容易在此滞留，引发葡萄膜炎（并不局限于葡萄膜上），可能会导致白内障、青光眼、视网膜脱落等致盲性眼病。

（一）葡萄膜炎

葡萄膜炎是由免疫、感染、外伤等引起的炎症，可发生于各个年龄段，表现为眼红、眼痛、畏光、流泪、前房积脓和积血、视物模糊和变形、视力减退等症状。葡萄膜炎具有一定的传染性，需要使用专用的毛巾，注意个人卫生。葡萄膜炎一般采用散瞳、激素、抗生素、免疫抑制剂等治疗，辅以热敷，如果已经引发玻璃体浑浊、视网膜脱离，则需要及时手术治疗。一定要遵医嘱按时按量服药，以免治疗不彻底。葡萄膜炎在精神紧张、过度劳累、感冒、吸烟酗酒时，容易复发，所以平时要提高免疫力、注意用眼卫生、作息规律、劳逸结合。

（二）眼痣

在眼睛的葡萄膜和结膜上也会长类似皮肤上的痣，由黑色素细胞聚集而成。大多数眼痣不需要治疗，它们不会影响眼健康，但需要每半年检查一次，如果两年内没有改变大小和颜色，就不会变成黑色素瘤（眼癌）。由于后天的眼痣多是眼睛暴露在紫外线下形成的，所以外出最好戴太阳镜、遮阳帽。

（三）黑色素瘤

黑色素瘤是由异常黑色素细胞过度增生而引发的肿瘤，恶性程度极高。由于眼部黑色素瘤的85%发生在脉络膜（位于眼底，很少发生在结膜，在镜子中看不到），加上早期症状不明显，所以往往不会引起人们的注意而耽误病情。

黑色素瘤一般采取放射和手术的治疗方法，但是都会严重损害患者视力。所以平时要观察眼痣的变化和定期进行眼科检查，户外工作者和40~60岁的中老年人更要特别注意，如果有视野缺损、眼部经常疼痛或发炎，请及时就医。

（四）虹膜

虹膜是位于眼睛瞳孔和巩膜之间的圆环状部分，由纤维组成的一种由里到外的放射状结构，可以通过调节瞳孔的收缩来控制光线进入眼睛的多少。虹膜的纹理包含着类似于斑点、细丝、条纹、颜色等视觉特征，这些特征在出生一年后就终生不变，而且独一无二。因此虹膜识别是包括指纹、掌纹、人脸等在内的所有生物识别中准确性最高的。特别是在疫情期间，即使戴口罩、护目镜、帽子，也能正常识别。

二、科学用眼：姿势

　　脊柱弯曲已经成为我国学生继近视和肥胖之后的第三大高发疾病。2019 年，国家卫生健康委员会将"脊柱弯曲"列入全国学生常见病和健康影响因素检测指标。

　　不正确的站姿、坐姿及读写姿势很容易造成姿势性脊柱弯曲，是导致近视、斜视、屈光参差等视力异常的主要原因之一。脊柱弯曲会造成颈椎、胸椎和腰椎的损伤，特别是使头颈前倾、颈动脉受压，时间长了会导致眼压升高、眼轴变长。脊柱弯曲还会压迫心肺，严重时使吸入的氧气只有通常的五分之一，造成眼部缺氧、代谢缓慢。所以养成正确的姿势，对保护视力非常重要。

（一）正确的握笔姿势

　　儿童手掌肌肉不发达，握笔姿势往往很随意，容易遮挡书写视线，造成侧身歪头斜看，从而导致近视、双眼视力差异（图 13-1）。研究发现，早期近视与不规范的握笔姿势有着直接关系。

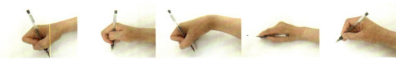

❌拇指压或藏在食指上　　❌手腕扭转　❌手腕贴在桌面　✔正确

图 13-1　握笔姿势

正确的握笔姿势，不仅能够提高书写水平、减轻疲劳，而且还可以促进少年儿童身体发育，预防近视、斜视、脊柱弯曲等多种疾病的发生。

（1）拇指与食指自然两段弯曲，置于笔杆上侧；拇指腹面右侧、食指指尖接触笔杆；拇指略高于食指、距笔尖约 3 厘米（刚学写字时，容易握笔距离笔尖很近，可以用握笔器或带握笔位的铅笔帮助矫正）。

（2）中指成三段弯曲，向上托住笔杆。

（3）无名指与小拇指自然弯曲，贴着中指；掌心虚圆，手腕放松。

（4）笔杆落于食指第三个关节处而非虎口；笔杆与纸面成 45~60 度角。

（5）右手执笔写字，左手按纸。

（6）身体坐正，两腿自然平放，头和上身稍向前倾，两臂平放在桌面，胳膊尽量伸直，胸部距离桌子要超过一拳。

（二）正确的阅读姿势及注意事项

真正损害视力的并不是看什么东西，而是看的姿势和时长。从我们上学开始，家长和老师都会不断地提醒我们，要保持一个正确的读书写字的姿势：一尺一拳一寸。但是不要局限于"一尺一拳"的距离，看书写字，养成胳膊伸直的习惯（图 13-2）。

（1）眼睛和书本距离越远越好，尽量伸直胳膊拿书。

（2）眼睛要高于书本的最上端，形成 15 度左右的下视角，可以使眼球暴露于空气中的面积减小到最低，降低角膜的干燥度。

（3）下视角是挺胸、保持颈椎直立、颈部肌肉放松，转动眼睛向下看。特别是在看手机时，要将手机举过胸部，否则易造成驼背。

（4）书本后仰 30~45 度。

（5）趴着、躺着或在行驶的车上看书，会导致两眼受力不均匀，极易疲劳，造成屈光参差。

（6）避免在光线不足（如借助电视的亮度）或过强（太阳下）的环境看书。晚上用台灯阅读时，需要辅助背景光源（如顶灯）。

（7）桌面不宜用玻璃板，可铺上反光弱的桌布。

（8）字体不宜过小。练琴时，可以将琴谱放大复印。

（9）阅读 20 分钟，做眨眼操，起身活动一下。

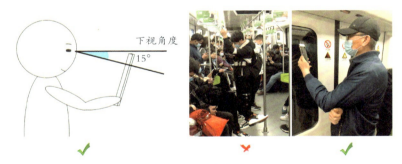

图 13-2　阅读姿势

如何选择桌椅

中小学生正处于生长发育期，每天坐 8 小时以上，而且姿势相对固定，桌椅对其健康成长有着巨大的影响。我国青少年同年龄组 2020 年身高比 2015 年增加 1~1.6

厘米。桌椅的高度如果与身高不匹配，就会造成含胸驼背、近视和注意力不集中等情况。

表 13-1　中小学生课桌椅高度与身高对照表（国标 GB/T3976-2014）

单位：厘米

课桌椅型号	桌面高	桌下净空高	座面高	身高范围
0号	79	≥66	46	＞180
1号	76	≥63	44	173~187
2号	73	≥60	42	165~179
3号	70	≥57	40	158~172
4号	67	≥55	38	150~164
5号	64	≥52	36	143~157
6号	61	≥49	34	135~149
7号	58	≥46	32	128~142
8号	55	≥43	30	120~134
9号	52	≥40	29	113~127
10号	49	≥37	27	＜119

在《学校课桌椅功能尺寸标准》（国标 GB/T 3976-2014）中根据不同身高确定了 11 类桌椅高度标准，并规定一个教室应预置 2~3 种不同型号的课桌椅（表 13-1）。但即使是在一线城市，严格按标准配备课桌椅的学校也很少。另外很多学生的书包塞不进课桌抽屉，只好放在椅子上，而自己只能坐一半椅子，更导致发育受限。应根据实际情况选择合适自己的桌椅。

科学使用电脑

（1）眼睛与屏幕一臂距离（40~50厘米）。

（2）显示屏有一定的仰角（有助于保护颈椎）。

（3）显示屏最上面字体要低于眼睛（这样可以让眼睛稍微向下看屏幕，降低眼睑上提的时间，减少眼球暴露于空气的面积）。

（4）键盘的位置在胳膊和手指放松时自然够到的位置。

（5）安装"休息提醒"软件。比如设定电脑使用40分钟，休息10分钟；还可以设定每天电脑的使用时间限额，并给出电脑使用的统计信息。

使用显示器时的注意事项

（1）安装"屏幕色温调节"软件。电脑默认的壁纸和背景都会过亮，色温调节软件可以根据使用者所在地的日出日落时间，自动调节显示器的色温，防止屏幕过亮或过暗刺激眼睛，从而预防眼疲劳，保障睡眠。刚开始有些淡黄色的屏显可能会不习惯，但是适应一段时间后就会很舒服。色彩工作者要注意，这种设置颜色会有失真，色彩工作时需要取消设置。

（2）不要用白纸黑字背景，建议设置成柔和的淡黄色。

（3）字号调大（比如四号或更大）。

如何布置良好的阅读环境

（1）照明光线明亮且柔和。光源不要直接照射在屏幕上，环境亮度与显示器亮度最好接近，不要超过屏幕亮度的3倍，差别越大越容易引起视疲劳。

（2）室内通风，要有足够的新鲜空气，避免风直接吹到眼睛，必要时放置加湿器。

（3）放置绿萝、多肉等植物在电脑旁。

（三）正确的坐姿

（1）坐在椅子上，屁股尽量贴近椅子最里面（即坐在"坐骨"上，不要坐在"尾骨"上），背部挺直，头正、肩平，放松。

（2）膝盖弯曲处和椅子有大约一个拳头的距离。

（3）双脚能够完全踏到地面，避免跷二郎腿。

（4）椅子的高度使上半身和下半身约成90度、大腿和小腿约成90度，是一个自然、舒服的姿势（符合人体工程学），这样血液流动才顺畅。即便如此，也要定时起来走动，或使用可升降电脑支架改为站姿。

（5）儿童最好使用可调高度的桌椅，不要使用成年人的。

（6）40分钟左右起来活动一下。

（四）改善脊柱弯曲训练

绝大多数的脊柱弯曲都是平时采用不正确的姿势而导致的，完全可以通过一些简单训练得以改善和矫正。

俯卧撑

1.高强度：标准俯卧撑（推力约为体重的70%，图13-3）

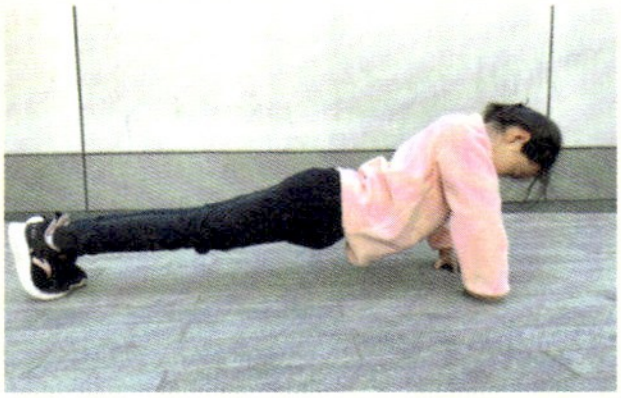

（1）双臂与肩同宽，全掌接触地面，脚尖蹬起支撑下半身。

图13-3　标准俯卧撑

（2）眼睛盯着前方15~20厘米的地方，背部挺直，颈部到脚呈一条直线，防止拱背和塌腰。

（3）落下时吸气，臂肘向斜后方30~45度打开，胸与地面有一拳的距离。

（4）撑起时呼气，双臂垂直才算完成一个完整的俯卧撑。

（5）循序渐进，每组20个，每天2~3组。

2.中强度：跪姿俯卧撑（推力约为体重的50%，图13-4）

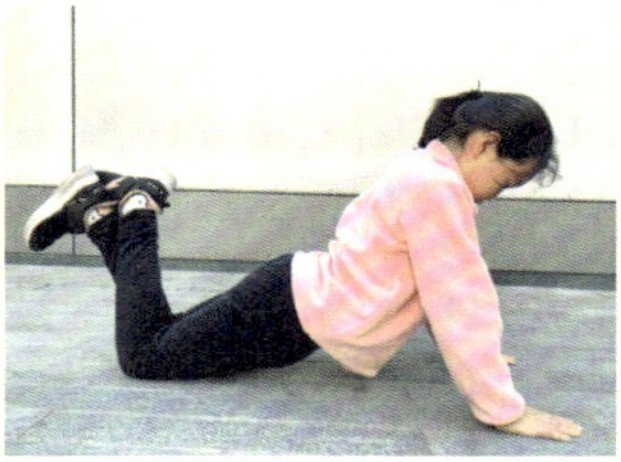

图13-4　跪姿俯卧撑

膝盖着地，其他与标准俯卧撑一样。

3.低强度：墙壁俯卧撑（图 13-5）

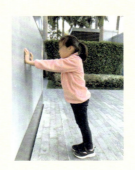

（1）面对墙壁，根据体能状况，选择与墙壁的距离。

（2）手臂弯曲，双手推墙，身体斜向上压，脸与墙一拳距离即可。

（3）其他与标准俯卧撑一样。

图 13-5　墙壁俯卧撑

靠墙站（图 13-6）

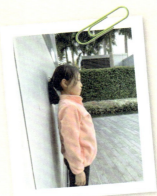

（1）后背靠墙站立，两肩同高，手臂伸直自然靠在身体两侧，双腿双脚并拢。

（2）后脑勺、两个肩胛骨、臀部、小腿肚和脚后跟五个部位一定要紧贴在墙上。

（3）保持这种姿势10分钟，每天2次以上。两周可以帮助身体找回正确的姿势记忆，收获一个更加挺拔的身姿！

图 13-6　靠墙站

金鸡独立（图 13-7）

（1）一条腿伸直站立，另一只脚抬起悬空或放在直立腿的膝盖内侧。

（2）闭上双眼，双手合十放于胸前或举过头顶。

（3）身体不动，保持 15~30 秒。

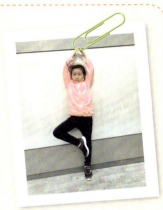

图 13-7　金鸡独立

增强肺活量训练

越是长期伏案或经常使用手机的人越容易患上脊柱弯曲，呼吸也就相应变浅，以至于体内陷入氧气不足的状态。根据《国民体质监测公报》显示，2014 年我国中小学生肺活量比 2010 年下降了 4%。当眼睛缺氧时，就会出现屈光不正、白内障、青光眼等眼病，这也是眼病低龄化的主要原因之一。

青少年的身高、体重、胸围等形态发育指标持续增长，但是肺活量、速度、力量、耐力、灵敏度等体能素质却持续下滑（表 13-2）。这一时期的体质在很大程度上将决定一生的身体状况。跑步、游泳等都是提升肺活量的方法，下面推荐的方法更适合所有人、所有场地。

表 13-2　肺活量参考值　　　　　　单位：毫升

性别	小学 1 年级 标准肺活量	初中 1 年级 标准肺活量	高中 1 年级 标准肺活量	成年人 标准肺活量
男	700~1700	1850~3700	2600~4500	3100~5000
女	600~1400	1350~2750	1750~3150	2000~3400

1. 原地跳

原地跳没有场地和时间限制，可以很好地促进血液循环、增强心肺功能。按照强度可以分成 3 种方法。

（1）高强度。

①双脚开立，脚尖平行［图 13-8（a）］；②两臂自然后摆，屈膝向下深蹲［图 13-8（b）］；③两臂向前向上有力摆动，同时用腿和前脚掌用力蹬离地面；④落地时前脚掌着地，通过屈膝的方法来缓冲；⑤每组 20 次，每天 3~5 组。

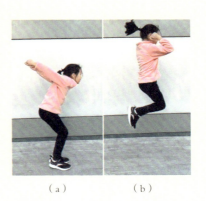

（a）　　　　（b）

图 13-8　高强度：原地跳

（2）中强度。

可以理解为不用实物跳绳的空绳跳（图 13-9）。

（3）低强度（图 13-10）。

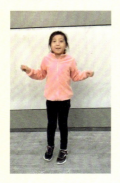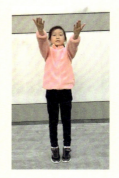

图 13-9　中强度：空绳跳　　　　图 13-10　低强度：踮脚

①身体直立，双臂自然下垂，双腿分开，与肩同宽；②吸气，脚跟同时提起，双臂向前平举或叉腰，停留 1~2 秒钟；③呼气，脚跟落地，双臂还原或继续叉腰；④次数或时间根据自身状况。

2. 深蹲（图 13-11）

（1）背部挺直，双腿叉开，比肩略宽。

（2）两手交叉向前伸直或置于脑后。

（3）一边呼气一边弯曲膝盖下蹲，然后一边吸气一边慢慢站直。

（4）每组 20 个，每天 3~5 组。

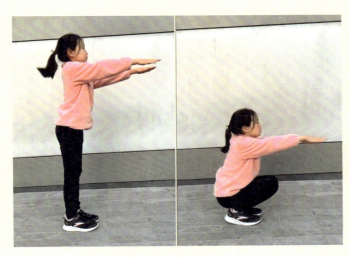

图 13-11　深蹲

3. 矿泉水瓶呼气（图 13-12）

（1）准备一个矿泉水瓶（500毫升左右），将底部钻出孔距相等的 3 个小孔。

（2）嘴含住瓶口，先用鼻子最大限度地深吸气。

（3）然后用嘴呼气，像测肺活量一样会感觉到阻力，但一定要尽量将肺中的空气全部呼出。

（4）每组 5 次，每天 5~10 组。

（5）循序渐进，刚开始不要勉强。

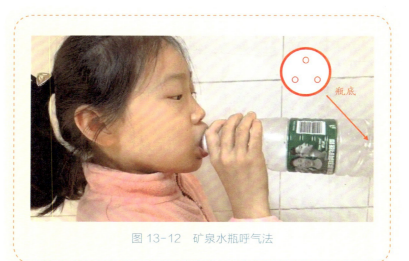

图 13-12　矿泉水瓶呼气法

三、健康饮食：保健品

很多人因为挑食、节食、熬夜、疾病、年龄等原因，会进食各种保健食品或保健药品。我们是否应该通过保健品来获得营养？

保健品是一把双刃剑。比如有些膳食纤维产品的原料大多来自五谷、水果、蔬菜生产加工过程中产生的残渣，需要经过水洗、醇洗、漂白等化学程序，营养成分远不及直接从食物中获取。

随着科学的发展，预防和治疗也朝着摆脱药物依赖、非药物的自然疗法方向发展。但保健品并不能代替食物。世界癌症研究基金会发布的"2018 防癌十大建议"中就明确指出：只有采用多样化的饮食，由各种食物中的矿物质、维生素、植物类化学物质等成分产生协同作用，才能提供最强的保护作用。首先应该通过饮食获得足够的眼健康营养，如果需要服用保健品时，请注意以下几点。

（1）必须在医生或健康管理师的指导下进行。每个人需要额外补充的营养是不一样的，应该根据自己的情况进行选择，最好先做一下微量元素或基因检测。很多营养补充剂一下子补充几十种维生素和矿物质，补多了反而对身体有害，比如体内脂溶性维生素过量会有明显的中毒反应。另外某些国外的营养补充剂，也不完全适合中国人。

（2）长期服用单一膳食纤维会诱发严重的肠道微生态平衡。这是因为不同的膳食纤维只能被不同类型的细菌利用，长期摄入单一膳食纤维势必造成某些细菌过度繁殖，而其余大部分细菌受到抑制，导致脂肪肝等多种疾病，所以尽量选择混合膳食纤维配方的保健品。

（3）保健品会降低某些药物的吸收效率，在服用之前，应咨询医生是否会与自己正在服用的药物发生相互作用。

（4）水溶性维生素补充剂最好在餐后 2 小时分次服用，使身体全天维持较高的维生素水平。

（5）保健品一定要买得到国家主管部门鉴定和批准的。

（6）合格的保健品只具有某种特定保健功能，不要被商家的过度宣传所欺骗。

（7）有些家长为了孩子长高而让孩子服用生长激素，殊不知身体在生长的同时，眼轴长度也会增加，将加速近视。

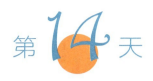

第14天

一、爱眼知识：眼泪

（一）眼泪

眼泪对眼睛至关重要，具有保护作用。眼泪中绝大部分是水（约占 98.2%），还有少量的无机盐（咸味）、抗菌和抑菌作用的蛋白质（溶菌酶、免疫球蛋白 A、乳铁蛋白）以及激素等。

眼泪根据产生的原因分成三类，每类成分和作用也不一样。

1. 基础眼泪

这种类型的眼泪无时无刻不在分泌，通过眨眼，像一层膜（泪膜）一样覆盖在眼球表面。不但可以润滑、滋养和保护角膜，还可以改善眼球的屈光系统。随着年龄的增长，基础眼泪的产生会减慢，再加上我们眨眼频率的降低，使现代人普遍患上干眼症。

2. 反射眼泪

烟、洋葱等产生的刺激性气体或沙子等异物进入眼睛，泪腺就会急剧分泌大量反射泪液来冲洗掉灰尘、细菌或稀释、中和这些有害物质，起到保护眼睛的作用。眼泪中的溶菌酶，可以在 5~10 分钟就能杀死 90% 以上的细菌。

3. 情感眼泪

情感眼泪是对喜悦、悲伤、恐惧等情感状态的反应，这种眼泪中的脑啡肽、催乳素、钾（高出基础眼泪 4 倍）、锰（高出基础眼泪 30 倍）等蛋白质和激素都大大高于其他两种眼泪。

脑啡肽是一种神经递质（一个神经元到另一个神经元间的传递媒介），控制着属于痛觉和情感行为的感觉信息。如果脑啡肽过多，会引起过多的神经冲动。当自身不能平衡时，就要靠眼泪来把它排出体外。

锰是与精神最密切的一种元素。锰水平高，可能导致焦虑、紧张、烦躁、疲劳、攻击性等情绪障碍。哭泣（情感眼泪）能降低一个人的锰水平。

（二）哭泣

女性的寿命普遍比男性高的原因，除生理（体温高于男性 0.3℃）方面的优势之外，流泪也是一个重要因素。女性流泪的频率是男性的 5 倍以上，所以女性患心肌梗死、中风、溃疡、高血压、精神障碍等疾病的概率大大低于男性。

哭泣是呼吸系统、循环系统、神经系统的一种肌肉放松、情绪宣泄和压力释放的运动，是一种心理保护。人在哭泣后，其情绪强度会降低 40%，这就解释了为什么哭泣后有种如释重负的感觉。所以强忍眼泪是不利于健康的。

不过，哭泣的时间不宜超过 15 分钟。当压抑的心情得到发泄、缓解后就不能再哭，否则对身体反而有害。因为人的胃肠机能对情绪极为敏感，忧愁悲伤或哭泣时间过长，胃的运动会减慢、胃液分泌减少、酸度下降，会影响食欲，甚至引起各种胃部疾病。

（三）哭后眼睛为什么会肿

特别是在情感眼泪中，钾元素含量激增，是平时基础眼泪的 4 倍。钾元素主要调节细胞内的渗透压。哭泣时，眼睑组织的渗透压增高，于是组织液外渗，撑胀了皮下组织，外观上形成"水肿"。另外，人在哭泣的时候，或多或少都会擦眼睛，擦这个动作也是组织水肿的诱因之一。哭泣引起的水肿是正常的生理变化，不是疾病，可以在短期内自行代谢缓解，不需要特殊处理。如果想尽快恢复，可以冷热交替循环敷眼，轻轻按摩，睡觉时把枕头垫高，让症状缓解。

（四）泪道阻塞

大部分眼泪来自泪腺（位于眼睛的上方），眼泪顺着眼睛表面流到上下眼睑内侧的小孔（泪小点）中，在泪小管抽吸作用下进入泪管（泪囊），最后通过鼻泪管排入鼻子（图 14-1）。

泪道阻塞是眼科常见病，是指泪小点、泪小管、鼻泪管发生阻塞，主要表现为溢泪，还有上睑发红、肿胀疼痛、结膜充血、头疼发热等症状。若治疗不及时或不彻底，容易引起结膜炎、泪囊炎、角膜炎等并发症。

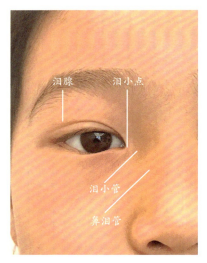

图 14-1　泪道示意

20% 的新生儿会发生泪道阻塞现象，通常是发育问题，一般会在 4~6 个月自行缓解。但是成年人的泪道阻塞成因就比较复杂，可能是由于外伤（鼻子骨折）、异物（沙尘、脱落的睫毛等）、炎症（慢性鼻窦炎、沙眼、睑缘炎、睑腺炎）、鼻息肉、药物过敏或肿瘤引起的。

治疗泪道阻塞，对于婴儿可以通过按摩缓解治愈，每天 3 次，每次 5 分钟，用食指放在泪囊区进行有规律地按压；对于成年人需要做泪道探通或泪小点扩张等手术。

（五）眼屎

早上起来，眼角有时会有少量的透明或淡黄色的分泌物，俗称"眼屎""眵目糊"，这属于正常生理现象。

眼屎由睑板腺分泌的油脂与进入眼睛的灰尘、泪水中的杂质混合而成。但是当身体状况不佳（睡眠不足、眼疲劳、过敏、上火）或发生眼部疾病时（干眼症、结膜炎、沙眼、倒睫、眼睑内外翻、泪道阻塞），睑板腺受到刺激，分泌了更多的油脂，眼屎就会增多。因此通过对眼屎的观察，可以帮助我们提早发现某些眼科疾病，特别是新生儿和儿童。比如新生儿眼屎增多，可能是由于泪道阻塞而患有先天性泪囊炎。

如果眼屎过多，可以用脱脂棉蘸上温开水，从内眼角到外眼角，轻轻地擦拭，注意每只眼睛各用一块脱脂棉，以防交叉感染。另外要多喝水（每天 1.5 升左右，拒绝加糖饮料），多吃蔬菜水果，少吃辛辣刺激性食物，不要长时间用眼，注意休息。如果是由于眼部疾病造成的眼屎增多，那就需要根据病情使用药物进行治疗。

二、科学用眼：冷 / 热敷

我们经常用双瞳剪水、盈盈秋水来形容眼睛清澈明亮，的确，眼睛中 99% 是水分。冷热敷不仅可以让眼睛有神采，还可以缓解和治疗眼部疾病（表 14-1）。但是选择冷敷还是热敷很重要。

表 14-1　冷 / 热敷法

	冷敷	热敷
治疗机理	收缩毛细血管，减少眼周和眼内血液循环，减缓新陈代谢，抑制神经细胞痛觉	扩张血管，加快眼部血液循环和淋巴循环，提高白细胞吞噬能力，放松肌肉，排出和融化睑板腺油脂进入泪膜，提高泪膜稳定性
功效	止血、止痛、消肿、减轻肌肉痉挛、降低眼压，缓解眼睛充血	消肿、止痛、消炎
适应症状	急性：出血、雪盲症、哭肿、视疲劳	慢性：睑腺炎、干眼症、视疲劳、葡萄膜炎
方法	干冷敷（冰袋，或干毛巾裹住冰块） 冷敷时间：10~30 分钟，每天可多次，每次间隔 1~3 小时 注意：每 10 分钟察看皮肤的颜色，若肤色变青紫，感觉麻木，必须立即停止冷敷	热毛巾（热水浸湿，拧至半干，温度控制在 40℃ 左右） 时间：每次 15~20 分钟，每 5 分钟更换一次，每天 3~4 次 备注：还可用菊花水、桑叶水、绿茶水、三七水

	冷敷	热敷
方法	湿冷敷（浸入冷水的毛巾、纱布，拧至半干；或用菊花茶叶） 冷敷时间：3 分钟左右更换一次，持续 20~30 分钟，每天可多次	蒸汽熏蒸（热水、菊花水、桑叶水的水蒸气） 时间：5 分钟，每天 1~2 次 注意：温度（40℃以内）和距离，可以睁眼 蒸汽眼罩（非电子） 时间：20 分钟，可以戴着睡觉，每天 1 次 注意：一定要选质量有保障的产品
注意事项	眼睛受伤出血首先要冷敷，在 24~48 小时后再热敷	青光眼须经医生确认后方可实施

三、健康饮食：巴氏牛奶

（一）巴氏牛奶和常温牛奶

1492 年哥伦布带领 90 名船员开始了发现新大陆的征程。第一次出海，由于受到当时技术的限制，很多食物不能长期保存，使得带上船的食物非常单一：每天只有面包和豆子，每周只能吃两次腌肉。长期航海生活，导致船员体内维生素和蛋白质严重不足，贫血、免疫力下降，大部分船员都死于坏血症。

第二次出海，哥伦布开始在船上养奶牛，每天船员可以喝到新鲜的牛奶，这看似是一个非常小的改变，但是饮食的改善大大降低了死亡率，帮助哥伦布顺利完成了寻找诗和远方的征程。

牛奶因为含有优质蛋白质、易吸收的钙、微量元素（铁、锌、硒、磷、维生素等）以及多种人体所需的营养物质，在膳食结构中已经必不可少。《中国居民膳食指南》中推荐每人每天摄入300毫升的牛奶。但是面对琳琅满目的奶制品，很多消费者不知如何选择。央视曾经做过一项关于牛奶的调查，78.3%的人不知道"巴氏牛奶和常温牛奶的区别"。

由于生牛奶（刚挤出来的牛奶）含有大量有害细菌，所以需要经过消毒才可以饮用。巴氏牛奶也称鲜奶，它采用低温（65~85℃）消毒的方法，对奶源要求非常严格，整个储藏、运输过程也必须保持在2~6℃，保质期只有一周左右。常温牛奶也称纯牛奶，它采用超高温（100℃以上）消毒，常温就可以保存，保质期在180天。巴氏牛奶在我国的市场占有率不到30%，而美国、日本等国家市场上99%是巴氏牛奶。

两种牛奶，虽然在钙和蛋白质总体含量上差不多，但是活性上差别较大，特别是对视力有帮助的乳铁蛋白、β乳球蛋白、维生素B族在常温牛奶中大大受损。乳铁蛋白（简称"LF"）是一种重要的非血红素铁结合糖蛋白，广泛分布于哺乳动物的乳汁、多种组织及其分泌液中（比如泪液、精液、胆汁等），不仅参与铁的转运，而且具有广谱抗菌、抗病毒、抗氧化、抗癌、调节免疫系统等强大生物功能，特别是还能保护眼睛健康。

在加热牛奶时，尽量不要煮沸，70~80℃即可。很多人由于乳糖不耐受，喝了牛奶会出现胀气、腹痛等症状，可以少量多次（每次50毫升）或改喝酸奶来解决这一问题。

（二）母乳喂养

母乳中含有 300 多种蛋白质和氨基酸，虽然含量低，但是能增强婴儿机体免疫力和促进组织发育，会影响孩子的未来。因为母乳中的牛磺酸含量较高，尤其初乳中含量最高，所以孕妇和产妇需要每天多补充含牛磺酸的食物。

任何一种奶粉都无法从蛋白质的种类和数量上接近母乳，长期单纯的奶粉喂养，将会使幼儿视觉和智力发育迟缓，长大后近视的风险增加。《中国母乳喂养影响因素调查报告》显示：我国婴儿出生后 6 个月内纯母乳喂养率 29.2%，远远低于纯母乳喂养率 43% 的世界平均水平。当然母乳喂养说起来容易，实施起来有困难，不仅需要妈妈的辛苦付出，也需要家人及整个社会的支持和理解。

（三）大头娃娃的成因

宝宝在成长发育阶段需要摄入足够的蛋白质，如果长期食用没有营养的劣质奶粉，或淀粉类食品（粥、米粉、奶糕），会导致全身，尤其是头部水肿，俗称"大头娃娃"。

很多打着"特医奶粉"的固体蛋白饮料，不具有特殊医学配方食品（特医食品）资质，也根本不是奶粉。特医食品是为了满足进食受限、消化吸收障碍、代谢紊乱或特定疾病人群对营养或膳食的特殊需要，专门加工配制而成的配方食品。该类食品须在健康管理师或医生指导下食用。

第 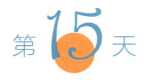 天

一、爱眼知识：干眼症

（一）干眼症

干眼症是由于基础眼泪分泌不足或蒸发过多，导致泪膜不稳定、眼表损害，出现眼睛干涩、疲劳、异物感等症状，引起视功能障碍。我国的干眼症发病率在 30% 以上，是除屈光不正以外最常见的眼科疾病。

（二）引发干眼症的主要诱因

干眼症是一种慢性病，主要是受到生活方式的影响（表 15-1）。

表 15-1　引发干眼症的主要诱因及解决办法

诱因	事项	解决办法
生活习惯	长时间用眼，戴隐形眼镜，驾驶，眼妆，缺乏运动	多眨眼、远眺、做眼保健操，运动出汗
环境	空调、干燥、雾霾、烟雾	多喝水，使用加湿器（湿度在 40%~60%）
生理	怀孕、哺乳期，老年	补充 Omega-3、维生素 A
药物	降压药、抗组胺药、抗抑郁药、长期使用某种眼药水	停用或更换药物，使用不含防腐剂的眼药水
疾病	干燥综合征、甲状腺异常、类风湿性关节炎、青光眼、糖尿病	泪点塞（遵医嘱），热敷和按摩
眼部疾病	眼睑闭合不全，眼科术后并发症	手术修复眼睑

再好的眼药水（如人工泪液），也仅仅是临时润滑眼球。一定要纠正不良生活习惯和改善生活环境，恢复眼睛自身分泌泪液的功能，这才是真正的治疗。

（三）养成多眨眼的习惯

在我们眼睛的最前面有一层液体薄膜，称为泪膜（图 15-1）。泪膜非常薄（厚度只有 6~10 纳米），主要由水、油脂、60 多种蛋白质和电解质组成。油脂的作用是将泪液与空气分隔开，防止水分过快蒸发。黏蛋白的作用是将泪液稳固、均匀地吸附在角膜和结膜上。

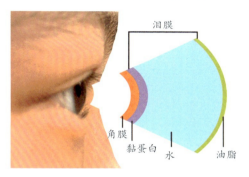

图 15-1　泪膜

泪膜不但能够保持角膜的湿润、冲洗和抵御眼球表面异物和微生物，更重要的是改善眼睛的屈光性能。角膜是不光滑的，当角膜上有泪膜时，可以填平角膜上的一些细小的凹凸，使角膜变得光滑，视物也更清楚。注意力高度集中时（目不转睛），每分钟的眨眼次数会减少一半。可以在近距离用眼 20 分钟后有意识地做一下眨眼操（即闭眼—挤眼—睁眼，睁眼时要看 5 米外的远处，重复 5 次，最后闭眼休息 10 秒钟），刺激泪腺和睑板腺的分泌，补充蒸发的泪液，防止干眼症。

（四）画眼妆易得干眼症

眼线笔或眼线膏的化学成分容易刺激眼睑，诱发炎症（结膜炎、角膜炎）；油脂可以阻止或减少泪液中水分的蒸发，因此当睑板腺油脂分泌出口被堵塞后，容易产生干眼症。爱美的同时，要做好以下防护：

（1）尽量不要画内眼线，卸妆要彻底，防止化妆品堵住睑板腺。

（2）定期更换眼线笔、眼线膏，开封后使用不超过 3 个月。

（3）不要共用眼线笔。

二、科学用眼：蓝光

（一）蓝光

蓝光是可见光的一部分，其波长在 400~500 纳米，太阳光、手机、电脑、平板、LED 灯等都会释放蓝光，所以我们无时无刻不在蓝光的包围之中。蓝光是不是对人体有害呢？不能一概而论，不同的波长和照射时间，对人体的影响也不同。

1. 400~450 纳米波长段蓝光

（1）抑制炎症，可以治疗皮肤病、新生儿黄疸等。

（2）当眼睛长时间、高强度暴露在蓝光下时，会使视网膜细胞受到不可逆的严重损伤。

（3）干扰睡眠激素（褪黑色素）的分泌，扰乱昼夜节律调节，导致难以入睡或睡眠质量不高，长此以往造成近视。

2. 450~500 纳米波长段蓝光

（1）促进褪黑色素的分泌，协助儿童完成屈光发育，减缓近视发展。

（2）改善情绪。

（3）提高记忆力。

（二）电子设备的使用

据中国互联网络信息中心发布的《中国互联网络发展状况统计报告》显示：2020 年年底全国近 10 亿网民平均每天的上网时间 3.7 小时以上。工作和生活的需要，使我们不太可能减少手机、电脑的使用，所以科学地使用电子设备方法尤为重要。

1. 控制使用时间

同样是长时间、近距离用眼，看电子设备时的眨眼次数要比阅读纸质书时的眨眼次数少，更容易出现视线模糊、眼睛酸痛、干眼等眼疲劳症状（表 15-2）。建议在电脑或手机上设置计时提醒，每 20 分钟休息 2~3 分钟，望望远处（5 米以外），有意识地眨眼、转眼球，做眼保健操，活动肩颈，既可以使眼睛放松并复位，预防和缓解近视，也能够清醒头脑、提高效率。所以不在于是否用电子设备，而是如何用！

表 15-2　不同状态下的眨眼次数　　　　　单位：次

	一般状态	纸质阅读或写作业	使用电子设备
每分钟眨眼次数	15	7	3~5

2. 观看环境

电脑、平板放置在距离一个胳膊（50 厘米左右）、向下 15 度的范围内，避免光线（太阳光、照明）直接照在屏幕上或在黑暗环境下观看。如果房间干燥，请使用加湿器或通过其他方式增加房间湿度。

3. 设置夜间模式

夜间模式可减少屏幕和周边环境的对比度，缓解眼疲劳，比常规显示模式更容易使人入睡。另外，研究发现睡前长时间使用电子设备会影响褪黑素的分泌，从而影响睡眠，所以建议睡前电子设备的使用时间限制在 30~60 分钟。

4. 婴幼儿使用电子设备

从小养成良好的电子设备使用习惯非常重要。婴幼儿花费在电子设备上的时间越多，意味着在室外活动的时间就越少。电子设备的使用时长直接影响眼睛发育、睡眠质量、肥胖等，如果每天使用电子设备超过 2 小时，还会增加学龄前儿童的注意力障碍。世界卫生组织建议 2 岁前不要使用任何电子屏幕（视频聊天除外），3~5岁每天不要超过 1 小时。

（三）防蓝光眼镜

近年来蓝光的某些危害被商家过度炒作，将其"妖魔化"。很多家长让孩子佩戴防蓝光眼镜（或使用防蓝光贴膜），以为就万事大吉了。这是一个误区，必须要重申：防蓝光眼镜只是一个护眼工具，不能防治近视！

实验证明，电子设备的蓝光强度比太阳光中的蓝光强度弱了好几百倍，不会对眼睛造成直接伤害，真正影响眼健康的是我们使用电子设备的方式。质检合格的电子设备已过滤有害的短波蓝光，没必要加装防蓝光的设备。

儿童、青少年正处在眼球发育的关键时期，如果刻意隔绝蓝光，会导致眼睛发育受到破坏。也不建议容易眼疲劳的人群佩戴防蓝光眼镜，如果把它当作"护眼符"，不节制用眼反而会使眼睛受到伤害。

因工作需要每天长时间（8小时以上）使用电子设备，或者做过眼底手术，可以佩戴防蓝光眼镜。在选购时不要简单依靠蓝光笔检测，而是应该注意阅读商品的检测报告（450纳米波长以下的透光率应小于80%，450纳米波长以上的透光率应大于80%，选择不偏色镜片，减少因偏色而导致更严重的视疲劳）。如果长期佩戴不合格的防蓝光眼镜，不仅起不到护眼效果，还会损伤视力，同时如果过度拦截有益蓝光，还会影响褪黑素分泌，干扰睡眠。养成健康用眼习惯，比佩戴防蓝光眼镜更有利于保护视力。

三、健康饮食：Omega-3

20世纪70年代，科学家发现因纽特人的食物中含有大量脂肪和极少量蔬菜，但是很少患心血管疾病且基本没有近视的。随着深入研究发现，这个现象与他们摄入的深海鱼类中含有丰富的Omega-3有关。

Omega-3是多不饱和脂肪酸，是人体合成各种内生性物质必要的营养素，具有舒张血管、提高细胞携氧能力、抗炎、降压降脂、抗血栓、提高记忆和学习能力的作用，特别是在大脑和视网膜的正常发育以及保持和改善视力方面发挥着重要作用。比如，可以改善睑板腺油脂分泌，保障泪液质量，缓解干眼症和视疲劳；还可以有效缓解和治疗白内障、青光眼以及影响眼健康的类风湿性关节炎、糖尿病视网膜病变等疾病。

但是人体无法自行合成 Omega-3，只有从三文鱼等深海鱼类、海藻、核桃、亚麻籽油等食物中补充。需注意的是由于过度捕捞和海洋污染，直接食用深海鱼不再是 Omega-3 最理想的来源，所以建议通过服用深海鱼油胶囊来补充。鱼油不同于鱼肝油，具体详见表 15-3。

表 15-3　鱼油和鱼肝油的区别

	鱼油	鱼肝油
主要成分	Omega-3（EPA 和 DHA）	主要是维生素 A、维生素 D，少量的 Omega-3
主要目的	预防心脏血管等疾病，改善视力，维护视网膜健康	预防和治疗佝偻病、夜盲症及小儿手足抽搐症
适应人群	成年人	主要适用于户外活动不足和体内维生素 D 储量低的婴幼儿
注意事项	婴幼儿、孕产妇、有出血性倾向者慎用	阳光充足、饮食均衡的婴幼儿少量或不用单独补充

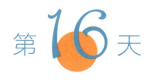

第 **16** 天

一、爱眼知识：眼睑病

（一）针眼

针眼是看了不该看的东西吗

　　针眼，学名睑腺炎，是睫毛毛囊附近的皮脂腺或睑板腺感染葡萄球菌所致。眼睑皮肤会红肿、痒痛，严重时会出现脓液，视力模糊。防治针眼要注意以下几点：

　　（1）保持个人卫生，勤洗澡（特别是油性皮肤和皮屑多的人群），避免用手揉眼，擦眼的纸巾和毛巾要干净，眼部卸妆要彻底，以免堵塞腺体。

　　（2）提高免疫力，避免熬夜，不要长时间近距离用眼。

　　（3）针眼期间请勿佩戴隐形眼镜和画眼妆。

　　得了针眼怎么办？"土办法"是拿针直接戳破，挤出脓液。是不是听着就很吓人？这样做可能会使细菌进入颅内，导致更严重的感染，所以还是采取下面的正确方法吧！

1. 热敷

在尚未化脓以前进行热敷，每日 3 次，每次 10 分钟。热敷可以促进血液循环，帮助堵塞的油脂腺打开和排出，有利于炎症的消散和疼痛的减轻。热敷可以用热水蒸气、热水袋、热毛巾、煮熟的鸡蛋（去壳），但是要注意温度，控制在 40℃左右。

2. 用药

滴抗生素眼药水或涂眼药膏（红霉素、金霉素），进行抗感染治疗。

3. 微创手术

如果脓肿已形成，应及时到医院进行切开排脓，这样既能促进早日痊愈，又可以减少瘢痕。

（二）眼皮跳动——眼睑痉挛

俗话说："左眼跳财，右眼跳灾。"眼皮跳动，无论是上眼睑还是下眼睑，都是眼睛不自主、无意识地闭合，短的几分钟，长的会持续一段时间，医学上称作眼睑痉挛，主要分两大类：

（1）短暂的眼皮跳动。主要是因为疲劳和压力造成：用眼过度、缺乏睡眠、压力过大、过量摄入咖啡因和烟酒、长时间观看电子屏幕引起干眼症。只要放松心情，保持充足睡眠，减少近距离用眼时间，休息时转转眼球，多吃富含镁元素和钾元素的食物（如玉米、豆类、香蕉、榛子、苋菜、紫菜、番茄、土豆、瘦肉）就可以自然解决。

（2）持续跳动。除眼皮外，面部其他地方也可能跳动（面肌痉挛），眼睛干涩、眼睛周边不适（好像有昆虫爬动），并伴有抑郁、焦虑、失眠、耳鸣，严重时无法张开眼睑，不能正常视物，影响到面部美感，给患者精神和身体上带来极大痛苦。这是神经系统疾病（面神经血管受压迫引起），可局部注射肉毒杆菌毒素以及通过微创手术来减轻痉挛。饮食上应忌食辛辣、生冷、油腻食物，宜多食蔬菜、水果、豆类，多选补气养血食品。

（三）眼睑内/外翻

当下眼睑下垂并向外弯曲时，称为外翻。外翻会使眼睛干燥，对光和风敏感。如果下眼睑朝向眼球弯曲，称为内翻。内翻会使睫毛和皮肤碰到眼球，使其红肿、发炎。眼睑内/外翻是由眼病、年龄、皮肤疾病、外伤、肿瘤等原因引起的。微创手术可以使眼睑恢复到正常位置，有助于减轻痛苦和刺激性症状，并保护眼睛。

（四）儿童频繁眨眼

正常情况下，人每分钟眨眼的次数为 15 次左右，通过眨眼可以对眼球表面起到保护作用。但如果眨眼的次数过于频繁，又不能自我控制，那可能就是一种病理现象了，医学上称为多瞬症。常见的原因有屈光不正、斜视、眼部炎症、异物刺激、眼睑内翻或倒睫，还有一些不易被发现的原因。

1. 体内营养素缺乏

如果孩子长期偏食、挑食，可能会导致体内维生素和微量元素缺乏，引起神经肌肉的应急性增高，而导致神经功能的紊乱，进而出现频繁眨眼。

2. 视觉疲劳

长时间近距离用眼和使用电子产品会加剧视觉疲劳，眼睛会启动保护性反射，通过不断眨眼调整眼球曲率，使视觉清晰。这种情况应培养孩子科学用眼习惯，如有屈光不正需及时配镜。

3. 模仿

有的孩子喜欢模仿其他人多眨眼，结果形成习惯性的频繁眨眼，父母应及时提醒并帮助孩子自我控制。

4. 多动症

经常被误诊为眼科疾病，需要综合治疗，才能获得好的疗效。

（五）眼睑下垂

眼睑下垂通常表现为上眼睑部分或全部不能抬起，使得上眼睑下缘遮盖角膜上缘过多，闭合不全造成视野狭窄和外观不良。眼睑下垂者常以仰头、耸眉、皱额的姿势来视物，长久以后会导致头部和颈部出现问题。眼睑下垂分为先天性和后天性：

（1）先天性上睑下垂，是由于提起眼睑的肌肉发育异常而致其功能减弱，甚至丧失。如果长期遮住瞳孔会影响视力的发展，容易导致弱视和散光。治疗方法是通过手术，缩短上睑提肌，以增强肌力，提高提睑能力，一般患者 2~5 岁时进行手术为宜。

（2）后天性上睑下垂主要与年龄相关（老年性退行性病变），也可能是许多疾病的早期症状，如肌无力、炎症、眼外伤、肿瘤、脑梗、糖尿病等，应尽早诊断和治疗。

（六）睑板腺囊肿

睑板腺囊肿，俗称霰粒肿，是因皮脂腺和汗腺分泌过盛、缺乏维生素 A、慢性结膜炎等导致睑板腺排出管道阻塞、分泌物潴留而形成的睑板腺慢性炎性肉芽肿，是青少年常见病，成年人也可能患此病。具体症状为眼睑上有可触及的坚硬肿块，无触痛，但是可能会因肿块压迫而引起散光、异物感、视物遮挡或模糊，感染后容易形成睑腺炎。

睑板腺囊肿容易被误诊为因细菌感染而形成睑腺炎，进而耽误了最佳治疗的时期，所以需要及时治疗。小的睑板腺囊肿，可通过热敷或理疗的方法促进人体自行吸收、消肿；大的则需要手术切除，可能会留下疤痕。

中医认为造成睑板腺囊肿的原因是恣食炙博，脾胃不和，水湿不化而成痰，阻滞气血于眼睑，通俗地讲就是吃得太多太好，又没有及时消化。所以不解决脾胃功能失调的问题，即使手术祛除，也还可能会复发。患病期间要严格控制饮食，以清淡为主，少吃肉和零食，禁食高糖辛辣食物，多吃蔬菜水果，儿童可以吃一些助消化的药物，更要保持眼睑清洁，尽量不化眼妆和戴隐形眼镜。

二、科学用眼：生活中保护眼睛

（一）旅行中的眼健康

1. 眼手术与乘坐飞机

视网膜修复、角膜移植等手术后眼睛会出现气泡（即手术中注入的填充气体，一般 30 天左右会自行吸收），乘坐飞机会非常危险，一定要在愈合后再出行。白内障、青光眼、眼睑等手术后，乘坐飞机不受限制，但是要注意保持伤口清洁。

2. 备份

如果你戴眼镜或在使用处方眼药水，旅行中请随身携带一副备用眼镜和一瓶未开封的备用眼药水。长途旅行，在密闭的机舱中眼睛容易干燥，眼药水或蒸汽眼罩可有效预防干眼。

3. 请勿忽略旅行中视力的变化

旅行时会改变我们的饮食和作息习惯，要注意视力的变化。视力改变可能是其他健康问题的征兆，如视力模糊可能是高血压、中风、糖尿病、视网膜脱落等的前兆，无疼痛感并不意味着不严重。

（二）空气污染

眼睛比身体的其他部位更容易受到空气污染。空气中过多的一氧化碳、二氧化氮、二氧化硫等化学物质会降低泪膜的稳定性，使渗透压下降、泪道阻塞，眼睛自洁功能丧失，引发急性结膜炎（眼红、眼痒、畏光、干涩、疼痛等）、老年性黄斑变性等疾病，危害视力健康。

1. 拒绝吸烟

烟草流行是我国所面临的最为严峻与亟待解决的公共卫生问题之一：2015 年烟民数量达 3.16 亿，位列世界第一，青少年吸烟者总数亦位列世界首位，约 940 万青少年使用过烟草制品，72.9% 的学生经常暴露在二手烟中。

吸烟所产生的烟雾，其毒性比"血液杀手"甲醛更厉害，每一口烟都会制造 10 万个以上的自由基，消耗掉体内的微量元素，引起视网膜细胞氧化损伤、线粒体功能衰弱，进而影响新陈代谢，逐步造成白内障、视网膜病变，正是眼健康的"慢性杀手"。即使不主动吸烟，二手烟对人体也有极大危害。

青少年正处于发育的重要时期，各器官未发育成熟，对烟草等环境因素的抵抗力弱，吸烟及二手烟暴露对其造成的伤害（如近视、认知功能下降、哮喘等）比对成年人的伤害更严重。

2. 减少厨房油烟

中国菜，煎炒烹炸比较多，再加上多使用不耐高温的食用油，油烟中有害物质严重超标。所以炒菜时，遵守早开（2分钟）晚关（5~15分钟）的原则，一定要开抽油烟机。

3. 空气污染是威胁我们健康的四大危险因素之一

处于室外空气污染严重的地区，外出请佩戴口罩和护目镜，回来一定要用温水洗脸，滴不含防腐剂的人工泪液。

（三）厨房中保护眼睛

（1）烹饪时最好戴护目镜，或用透明的锅盖阻挡，以防止热油或液体（包含清洗生肉时的液体）溅入眼内。如果热油入眼，请立即用冰袋冷敷，去医院就诊；如果液体（非高温）入眼，请用清水彻底清洗，不要滴眼药水，尽量促使眼睛分泌眼泪，眼睛疼痛或出现淤血时，请到医院进行处理。

（2）为了避免切洋葱时刺激到眼睛，可以先将洋葱冷藏或冷冻，再打开抽油烟机，这样可以减少催泪物质。

（3）洗手液高度不要与儿童眼睛高度一样；在使用胡椒、辣椒粉、辣油等调料后，要彻底洗手，以免无意识地触碰到眼睛。

（4）厨房去油污清洁剂多是泡沫喷雾式的，有严重的腐蚀性，所以最好戴上护目镜。如果雾化的清洁剂进入眼睛，应立即用清水冲洗。

（5）厨房有刀叉等锋利物品，在处理食材时，要让小朋友远离。

（四）怀孕时如何保护视力

怀孕期间，血液量增加、荷尔蒙波动、身体积水（眼睛周围会浮肿）等变化都会影响眼健康，因此除妇科检查以外，孕期还需要每2个月进行一次眼科检查（表16-1）。如果患有高血压和糖尿病，孕妇更需要特别检查眼底是否病变。

表 16-1　孕期眼健康注意事项

变化	内容
屈光度数	孕期的屈光度数（近视、散光）会增加，一般产后6~8周会逐渐恢复
药物	尽量避免使用类固醇药物（如患有青光眼请遵医嘱调整用药），停用氯霉素等抗生素眼药水
近视矫正手术	孕期手术矫正度数不准，分娩时还容易造成视网膜脱落，矫正手术要到产后6个月以后
隐形眼镜	会加重干眼症和诱发角膜炎，高血压和糖尿病还容易发生眼底病变，一定要换为框架眼镜
化妆	孕期容易发生睑腺炎，应减少眼部化妆（眼线、眼影）

孕期更容易患干眼症和眼疲劳，孕妇必须要调整自己的生活方式。首先不要过度用眼，减少用眼的时间；其次保证充足的睡眠和

营养（特别要注意补充牛磺酸）；再次保持一定的运动量，有利于宝宝眼球的发育；最后可以采用"眼霜保健按摩"的方式来促进眼周的血液循环，消除眼部浮肿，缓解眼疲劳。

眼霜保健按摩

孕期可以在早晚使用眼霜的时候顺便做一下眼部保健按摩：

（1）取绿豆大小的眼霜点在上下眼睑，打圈抹匀。

（2）用无名指指腹从眼角开始打圈到眼尾，上下分别进行2次。

（3）再用无名指指腹从眼角滑拉到眼尾，并在眼尾轻轻按压，上下各5次。

（五）是否适合观看 3D 电影

3D电影（即立体电影）是使用两台摄像机模拟人的左右眼从不同角度同时进行拍摄，看电影时通过佩戴偏光眼镜，使得左右眼分别只能看到其中一个摄像机所拍的影像，最后经过大脑的融像功能产生立体的感觉。

看电影时身处黑暗，瞳孔会放大，3D影像与平面影像相比会增加睫状肌调节的压力，导致眼压升高，所以不建议学龄前儿童观看3D电影或玩3D游戏。因为他们的眼睛（双眼融合、立体视能力）尚在发育阶段，调节能力没有成人强，在观看3D影像时，更容易形成眼部疲劳，还容易造成斜视、弱视或其他视力问题。即使是成年人，如果患有青光眼、高度近视、眼压偏高、斜弱视等眼病也不建议观看3D 影像。

观看 3D 电影时应尽量选择靠后排的座位，这样在一定程度上可以减轻眼睛的疲劳程度。如果感觉头痛、恶心、眩晕，闭上眼睛休息几分钟。如果儿童出现上述状况，或许说明眼睛可能存在一些视觉异常，最好及早去做眼科检查。

三、健康饮食：牛磺酸

牛磺酸是一种人体必需的氨基酸，因最先在公牛胆汁中发现而得名，广泛分布于体内各个组织、器官和内液中，如视网膜、脑、垂体、松果体、心脏、肝、肾、骨骼肌、血液、唾液及乳汁中。牛磺酸可以降低血脂、血糖，防止心血管病，增强人体免疫，镇静神经、消除疲劳，特别是对视觉和大脑有着重要影响。

1. 提高视觉机能

保护和促进视网膜的发育，自我修复角膜，抑制白内障，防治急性结膜炎、病毒性结膜炎。

2. 促进婴幼儿脑组织和智力发育

牛磺酸促进脑细胞的增殖和分化，提高记忆功能（速度和准确性），减缓脑神经衰老。

我国国民牛磺酸人均摄取量与世界其他主要国家相比还是较低

的（表 16-2）。缺乏牛磺酸时的症状因为与许多疾病类似，所以不容易被识别。最常见的症状是视力受损、肥胖、抑郁或焦虑。人体可以直接从膳食中摄取牛磺酸，还可以由肝脏合成。鱼类、贝类以及动物肝脏中牛磺酸含量最丰富，味精会降低牛磺酸的数量。同时缺乏牛磺酸也意味着与牛磺酸相关的维生素 A、锌等维生素和矿物质的缺乏，所以也要相应补充。

表 16-2　世界主要国家人均年摄取牛磺酸量　　单位：克

国家	日本	美国	英国	德国	加拿大	法国	韩国	新加坡	中国
牛磺酸量	60	50	34	32	29	26	19	17	0.2

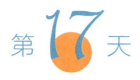

第**17**天

一、爱眼知识：睫毛和眉毛

　　上眼睑睫毛多而长（通常有 100~150 根，长度为 8~12 毫米），向前上方弯曲生长。下眼睑睫毛短而少（约 50~75 根，长度为 6~8 毫米），向前下方弯曲。睫毛毛囊神经丰富，异常敏感，触碰睫毛可引起瞬目反应（眼睑反射性闭合）。睫毛不但防止灰尘、汗水、强光、强风进入眼内，使眼球不受外来伤害，还可以使泪液蒸发减少 50%，有助于保持眼睛充分润滑，防止干眼症。

（一）倒睫

　　倒睫是指睫毛向内生长，摩擦眼球，引起异物感、怕光、流泪、疼痛等症状，还会引起眼球充血、结膜炎、角膜炎、角膜变形，进而影响视力。

　　倒睫是儿童、青少年和老年人比较常见的外眼病，主要由先天性（亚洲人比例较高）、眼部感染、皮肤病、免疫疾病等原因造成。倒睫和眼睑内翻，不一定同时存在。如果不伴有眼睑内翻的倒睫，常用的处理方法是"拔除法"（但几周后还会长出）或在下眼皮贴防过敏胶布。如果还出现畏光、流泪、分泌物增多，就需要手术。睫毛（或眼睑）手术不但痛苦而且恢复时间长。睫毛毛囊周围有汗腺及皮脂腺，皮肤油腻、皮屑多，容易将鳞片黏在睫毛上并堵塞毛囊排泄，平时可以通过热敷和清洁来保护睫毛。

1. 热敷（图 17-1）

（1）将洁净的毛巾浸湿到 40℃左右热水中。

（2）拧干、展开铺在眼睛上 5~10 分钟。

（3）有助于松弛黏在睫毛上的鳞片，防止油脂腺堵塞。

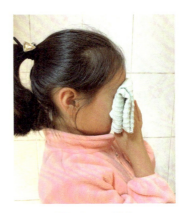

图 17-1　热敷

2. 清洗睫毛

将婴儿洗发水稀释在温水中（1∶20）或用 0.9% 淡盐水清洗睫毛。

为了美拔睫毛好吗

睫毛 3 个月左右会自然更新一次。细长、上翘的睫毛可以增添眼睛的神韵。在日常生活中，一些父母为了孩子长出又黑又亮的睫毛，而人为地拔除睫毛。这种做法是没有科学依据的，不但会破坏毛囊，还会造成睫毛缺失，甚至会引起感染。如果睫毛脱落比较多，女性可能是受化妆品的刺激（过敏或长时间留妆）而引起的睑腺炎、睑缘炎；如果还伴有脱发，则可能是健康问题的征兆（甲状腺疾病、风湿性关节炎、营养不足、药物影响）。

（二）眉毛

人类经过漫长的进化，大部分的毛发都消失了，保留下来的眉毛有什么作用呢？眉毛在五官中非常重要，不但能烘托出灵动有神的双眼，还直接影响人的容貌。

1. 保护眼睛

眉毛可以阻挡和转移额头上流下来的汗水、雨水，避免对眼睛的侵蚀，帮助保持视力清晰，使古人狩猎或逃生成功。同时眉毛还可以阻挡光线、头皮屑落入眼睛。

2. 眉毛传达情绪的作用也为人类的生存提供了帮助

人类在表达情绪时，随着眼睛（瞳孔）、鼻子、嘴巴等面部器官的变动，处于面骨突出位置的眉毛的变动最受瞩目。双眉的舒展、收拢、扬起、下垂，反映出人的喜、怒、哀、乐等复杂的内心活动。眉清目秀、眉飞色舞、眉开眼笑、眉目传情、喜上眉梢、慈眉善目、朗目疏眉、淡扫蛾眉等更体现了眉毛对加强人类之间的交流起到了重要的作用。

3. 眉毛可以反映一个人的身体状况

比如：甲状腺功能减退（眉毛外侧脱落）、营养缺乏（倒眉或脱眉）、颈椎病（两条眉毛高低不平、眉心疼痛、长痘痘）、面瘫或中风前兆（眉毛外斜、下垂）。眉毛处还有很多穴位（攒竹穴、丝竹空穴、鱼腰穴等），经常按摩可帮助缓解视疲劳。

涂抹维生素 E 或生姜可以促进眉毛的生长。修眉时，要注意眉毛的形状要配合脸型，两边对称，在一条水平线上。

对戴眼镜的人来说，如果选择小框架眼镜，眉毛要高出框架；

如果选择大框架眼镜，以正视可以见到眉毛为宜，使眉毛确实起到衬托眼睛的作用，切忌眼镜框架与眉毛重叠。

二、科学用眼：三大眼周问题

眼周皮肤比面部其他位置的皮肤都要薄，几乎没有汗腺和皮脂腺，而且胶原蛋白和纤维较少，这种特殊的生理结构再加上每天 10000 次以上的眨眼，使得眼部的皮肤很容易失去弹性和血液循环不畅，导致出现黑眼圈、眼袋和鱼尾纹等三大眼部皮肤衰老问题。

（一）黑眼圈

黑眼圈，俗称"熊猫眼"，主要是由于熬夜、压力过大、眼疲劳、衰老等造成眼部皮肤静脉血流速度过于缓慢，细胞组织供养不足，二氧化碳及代谢物积累过多，使得血液暗黑、色素沉着。

黑眼圈一般分为色素型、血管型和结构型三种。轻轻按压黑眼圈部位的皮肤，观察皮肤颜色是否变淡，如果变淡说明是血管型；轻轻提拉皮肤，看看黑眼圈是否改善，如果改善就是结构型，反之就是色素型。区分黑眼圈的类型（表 17-1），就可以更好地对症预防和改善。

表 17-1　黑眼圈的类型

	色素型	血管型	结构型
颜色	咖啡色	青色	黑色
原因	不正确的保养方式（太阳直晒、卸妆不彻底、经常揉眼睛）	血液循环缓慢、代谢物淤积（熬夜、缺乏运动、用眼过度、压力大、鼻炎）	随着自然衰老，眼下部胶原流失、脂肪突出和下垂（眼袋）形成的阴影
预防	防晒（紫外线），使用含维生素 C、维生素 B、维生素 E 的眼霜	睡眠充足、不熬夜、食物清淡少盐，多运动、防过敏	运动、降低体脂率，多吃抗氧化食物

　　大部分人都可能会有不同程度的黑眼圈，并不算病态，只要睡眠充足、营养均衡、精神愉快，必要时做些眼部护理都可以很快祛除黑眼圈。但是在脑外伤或眼外伤后出现的黑眼圈可能是眼部出血的征兆，还有长期贫血、肾病、肝病患者也会出现黑眼圈，需要及时就医。

（二）眼袋

　　随着年龄的增长，皮肤以及肌肉组织都会随之退化，起到结构支撑作用的胶原蛋白会降解，导致皮肤松弛和脂肪移动，在下眼睑处堆积，下垂形成眼袋。眼袋不是卧蚕，卧蚕是指临近睫毛下缘的带状隆起，会给人以美感（图 17-2）。自然衰老是眼袋的主要原因，此外还与先天因素和生活习惯等有关（表 17-2）。

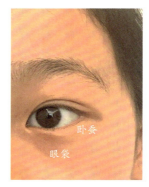

卧蚕

眼袋

图 17-2　眼袋和卧蚕

表 17-2　眼袋类型

	先天型	脂肪型	松弛型	水肿型
年龄	20~25 岁	25~35 岁	35 岁后	—
状态和原因	遗传，皮肤不松弛，微笑时更明显	脂肪堆积，皮肤不松弛，缺乏运动	自然衰老，皮肤松弛、有皱纹、弹性差	饮食中含盐量高、熬夜、睡眠不足、酗酒、睡前浓茶咖啡、鼻过敏、哭泣、揉眼等
预防	手术去脂	加强有氧运动、消除脂肪，眼霜按摩	去皱，补充胶原蛋白、补水	睡前 1 小时少饮或不饮水，改变不良生活习惯，可以自行消退

　　眼袋不但影响精神气质，还影响视力。下面介绍 3 种在家里就可以消除眼袋的简易方法。

1. 冷热交替敷

　　冷敷可以减少水肿，热敷可以促进血液循环。先用冷毛巾再用热毛巾，交替 3 次（注意热毛巾的温度）。冷毛巾也可以换成冷藏的黄瓜片、土豆片、丝瓜片、柠檬片等，敷完后一定要洗脸。热敷时，用在盐水、薏仁水中浸泡过的热毛巾效果更佳。不仅可以消除眼袋，还可以使皮肤更白、更细腻。

2. 穴位按摩

　　经常按压眼周的 8 个穴位（图 17-3），可以促进血液循环，缓解眼疲劳，祛除黑眼圈和眼袋，对视力恢复效果明显（每个穴位按压 5 秒）。还可以配合眼霜一起使用：取少许眼霜（每次 2 粒绿豆般大小即可），从眼角到眼尾均匀涂抹、按压穴位，过程中向上提

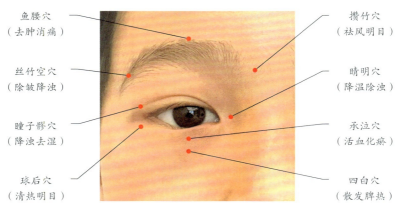

鱼腰穴
（去肿消痛）

丝竹空穴
（除皱降浊）

瞳子髎穴
（降浊去湿）

球后穴
（清热明目）

攒竹穴
（祛风明目）

睛明穴
（降温除浊）

承泣穴
（活血化瘀）

四白穴
（散发脾热）

图 17-3　眼周穴位

拉眼睛。

3. 美食

中医认为上下眼睑对应我们的脾胃。脾主肌肉，脾虚血亏，就会凝结湿气，眼睑的肌肉就变得松弛下垂，形成大眼袋。另外如果睡前大量喝水，第二天眼睛也会出现水肿和黑眼袋，这是因为会加重肾脏负担，无法及时将水代谢出去，所以睡前饮水要适量。

推荐 2 个治疗眼袋的美食：

（1）山药薏米粥。

山药和薏米，两种食材，一种健脾，一种利湿，健脾益气。

山药 200 克、薏米 50 克，先煮薏米、再放山药。

（2）苹果生鱼汤。

苹果 2 个，生鱼 1 条；治疗脾虚、气血不足。

先将生鱼煎至微黄，再和苹果、红枣、生姜等放入砂锅中煲1 个小时以上。

（三）鱼尾纹

衰老的最初迹象通常是眼睛周围出现皱纹——鱼尾纹。当皮肤中的胶原蛋白变少和缺失水分时，就会形成皱纹。补充胶原蛋白、敷面膜和按摩穴位可以有效缓解鱼尾纹。很多人以为直接食用猪蹄、凤爪等食物就可以补充胶原蛋白，这其实是一个误区。这类食物在人体的吸收转化率很低，我们更应该注重摄取合成胶原蛋白的原料：优质蛋白质（牛奶、鸡蛋、鱼虾、畜禽、豆类）、维生素 C 和铁。

许多人通过注射肉毒杆菌毒素来消除鱼尾纹。肉毒杆菌毒素，是一种神经毒素蛋白，也是世界上毒性很强的蛋白质之一。纯化结晶的肉毒杆菌毒素 1 毫克能杀死 2 亿只白鼠，其毒性相当于等量氰化钾的 1 万倍。医学界最开始是将其用于治疗斜视，后来由于其可以暂时（3~6 月）麻痹肌肉（阻断运动神经和肌肉之间信息传导），使得肌肉没有跳动能力而消除了皱纹，所以广泛应用于美容业。

肉毒杆菌毒素不会消除皱纹，它不是万能药物，用后有不良反应（头痛、过敏、复视、表情不自然、流泪、发炎），有一定风险，必须要由专业的皮肤科医生或整形医师施行。

以下六类人群不能注射肉毒杆菌毒素：

（1）不到 18 岁。

（2）孕妇、哺乳期妇女。

（3）患有神经肌肉疾病，例如硬化症或肌无力症。

（4）眼睑下垂患者。

（5）有心、肝、肾等内脏疾病的人。

（6）过敏体质者。

三、健康饮食：如何选择食用油

人体所需的脂肪酸有三类：多不饱和脂肪酸、单不饱和脂肪酸和饱和脂肪酸。食用油中含有这三类脂肪酸，每一类都有其特定作用和功能属性，不能偏好某一类，否则摄取失衡会引发疾病（表17-3）。

表 17-3　食用油中各类脂肪酸占比（%）

食用油	多不饱和脂肪酸		单不饱和脂肪酸	饱和脂肪酸
	Omega-6	Omega-3		
葵花籽油	68	0	21	11
玉米油	57	1	28	14
棉籽油	55	1	18	26
大豆油	53	7	24	16
芝麻油	43	0	42	15
花生油	34	0	48	18
菜籽油	20	9	63	8
亚麻籽油	16	57	18	9

食用油	多不饱和脂肪酸		单不饱和脂肪酸	饱和脂肪酸
	Omega-6	Omega-3		
橄榄油	10	1	75	14
猪油	10	1	47	41
鱼油（三文鱼）	4	40	33	23
黄油	2	2	28	68
椰子油	2	0	6	92
棕榈油	0	0	13	87

1. Omega-3 和 Omega-6

多不饱和脂肪酸主要分为 Omega-3 和 Omega-6，都是细胞膜的重要组成部分，由于它们都是通过相同的酶代谢，所以存在具有相反生理功能的竞争关系：Omega-3 会减少癌细胞（抗炎），而 Omega-6 会让癌细胞增加（促炎）。理想的状态是 Omega-3 和 Omega-6 按照 1∶1 摄取，但实际上由于 Omega-6 食物来源丰富，容易摄取过量，使得 Omega-3 和 Omega-6 摄取比例严重失衡到 1∶20，导致细胞功能紊乱，进而引发视力和脑功能减退、心血管疾病、糖尿病、肥胖、癌症等慢性疾病。

Omega-6 主要存在于植物油、红肉、加工食品中，一般不会缺乏；而 Omega-3，主要存在于深海产品、亚麻籽油、核桃、羽衣甘蓝等绿色蔬菜中，日常摄入量不够。我国目前消费的前三大食用油（大豆油、菜籽油和花生油）就占到了市场的 77%，通过上表可见这三种油的 Omega-6 占比远远超过 Omega-3。所以日常饮食中要做到减少植物油、增加深海鱼或鱼油的摄入，将 Omega-3 与

Omega-6 之比优化到 1：1~1：4。

2. 植物油和动物油

20 世纪 80 年代，精炼植物油才开始逐渐增长，在这之前食用的主要是动物油和古法压榨的植物油。一个原因是传统工艺产量太低，而现代工业下，植物油产量高、成本低，可以满足需求；另一个原因是大众盲目地认为植物油比动物油健康，这就加速了植物油的消费增长。

大众希望用植物油代替动物油得到健康，结果却事与愿违。植物油含有更多的多不饱和脂肪酸，而多不饱和脂肪酸的稳定性最差，容易氧化，会产生有毒物质（自由基等），致使基因突变和细胞癌变，引发近视、视网膜病变、心血管疾病、衰老等各种疾病。植物油在大规模生产过程中要经过多次加热、脱水、脱胶、脱色、除臭等流程，要使用大量的化学试剂，发生氢化、氧化、聚合反应，会产生反式脂肪酸等有害物质。这样一来，不但营养价值大打折扣，而且油脂本身的结构也遭到了破坏。所以我们要选择多不饱和脂肪酸含量低的食用油，并且不应该排斥动物油（动物油主要是饱和脂肪酸和单不饱和脂肪酸，稳定性好，不易被氧化，适合高温烹饪）。

以上所说的植物油，是指大部分的种子植物油或草本植物油，很多木本植物油是健康的，比如橄榄油、椰子油、棕榈油等。

3. 选择食用油标准

（1）综合选择 Omega-3：Omega-6=1：1~1：4、多不饱和脂肪酸含量低、加工程度低的食用油。

（2）不要长期、不间断地选用一种食用油，小瓶装油，注意保质期，防止变质。

（3）控制用量，每人每天摄取量 25 克，少吃油，吃好油。

（4）避免油的温度过高和反复煎炒烹炸，尽量食用接近自然状态的食物。

（5）即使是五星级饭店大部分也在使用精炼植物油，因此尽量少在外用餐（包括外卖），不健康的食用油比多糖多盐危害更大。

（6）关于食用油的选择建议，可参考表 17-4。

表 17-4　食用油的选择建议

推荐	不建议
橄榄油、椰子油、棕榈油、牛油果油、亚麻籽油、猪油、黄油、鱼油	大豆油、菜籽油、花生油、玉米油、葵花籽油、棉籽油、葡萄籽油、人造黄油
● 橄榄油适合煎炒、凉拌 ● 亚麻籽油烟点低，适合凉拌，不适合煎炒 ● 单一油脂无法得到均衡营养时，选择多途径、多种类的优质脂肪	● 菜籽油尽量选择低芥酸、冷榨、非精炼工艺 ● 中国女性肺癌患病率高的一个主要原因就是厨房油烟，要多注意防护 ● 补充 Omega-3 和抗氧化食物

第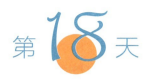天

一、爱眼知识：炎症

（一）炎症的表现及类型

我们会把身体的很多不适症状归结为"上火"，其实这是体内炎症的表现（表 18-1）。炎症是身体受到（细菌、病毒、寄生虫、外伤、药物、免疫过度等引起的）损伤时的一种本能的保护反应，能够限制炎症扩散、清除异物和坏死组织、修复受损部位，促进愈合，尽快恢复健康。

表 18-1　炎症的表现及机理

炎症的表现	机　理
红	血管扩张、血液增加所致，初期鲜红，后期暗红
肿	体液渗透积聚，稀释毒素，形成水肿
发热	代谢增强，白细胞增加，单核细胞吞噬功能加强，抵抗力增强
疼痛	肿胀压迫神经末梢
功能障碍	行动不便

根据感染途径不同，可将眼睛的炎症分为外源性和内源性炎症。内源性炎症是身体其他组织和器官的感染，通过血液循环传播到眼睛，例如糖尿病、类风湿性关节炎、甲状腺病等。

通常情况下，炎症是有益的，因为身体正在努力保护自己并自愈。但有时炎症也是有害的，这是因为人体免疫系统无法分辨健康的细胞与病菌，身体攻击自己的健康组织，例如过敏性结膜炎。

眼睛有炎症的患者在治疗期间也需要注意个人的眼部卫生，防止细菌感染加重病情，另外也不要与他人共用毛巾、脸盆等物品，生活物品还应该经常蒸煮杀菌。炎症的"副产品"就是大量的自由基，所以要注意休息，多摄取抗氧化食品。枸杞芹菜粥、丝瓜虾皮汤、黄豆苦瓜汤、芥菜汁、桑菊茶、莲子心茶可以消炎解毒，起到辅助治疗的作用。

（二）结膜炎

白眼球和眼睑内侧红肿、瘙痒、有分泌物（可能伴有鼻炎、湿疹等其他疾病），俗称"红眼病"，学名结膜炎。结膜炎根据诱因分为病毒型、细菌型和过敏型三种。

病毒型和细菌型结膜炎具有极强的传染性，所以要养成良好的卫生习惯，勤洗手，不要揉摸眼睛，毛巾要勤洗、勤晒。患病期间应暂停佩戴隐形眼镜，治愈后最好更换一副新的（眼部化妆品也建议换新）。

过敏型结膜炎没有传染性，建议患者戴口罩及护目镜，远离变应原（花粉、宠物）。

细菌型结膜炎可以通过抗生素眼药水治疗，病毒型和过敏型结膜炎则没有特效药，需要提高自身免疫力。可以将浸在温水中的毛巾拧干，放在眼睛上按压，直到毛巾凉了为止，这样可以舒缓眼睛的痒痛感。

（三）沙眼

沙眼是一种慢性、传染性结膜角膜炎，因其在睑结膜表面形成粗糙不平的外观，形似沙粒，故名沙眼。曾经是重要的致盲性眼病，目前在我国基本得到控制。

沙眼具有极强的传染性，通过接触传播，常见于儿童和青少年，眼睛红、痛、流泪、分泌物增多，伴有眼睑内翻、倒睫、角膜溃疡、干燥、视力下降等症状，一般采用药物进行治疗。

沙眼的传播主要与患者的不良卫生条件密切相关，所以不要用手揉眼，毛巾、手帕、枕头、被套要勤洗、勤晒，养成良好的卫生习惯，保持健康的生活方式。沙眼患者应及时就医治疗，预防交叉感染。

（四）眼睛过敏

眼睛过敏是人体的免疫系统对（通常无害的）变应原做出的反应，会使眼睛红肿、发痒、流泪、对光敏感，不具有传染性。有眼部过敏的人通常也有鼻部过敏，鼻子发痒、鼻塞、打喷嚏，甚至头痛。

治疗眼睛过敏的关键是避免或限制与变应原的接触。这些变应原包括：花粉、霉菌、尘螨、皮屑、烟、香水、化妆品、药物或食物等。

（1）避免在花粉量最高时段外出，外出戴口罩和墨镜。

（2）使用除湿机（或干燥机）使室内湿度保持在40%~60%，经常清洁浴室、厨房，以防滋生霉菌。

（3）每周清洗或晾晒床上用品，每月定期清除尘螨。

（4）尽量不要让宠物进入卧室，不用地毯，触摸宠物后，请务必洗手，用潮湿的拖把拖地。

（5）不要揉眼（揉眼会加重水肿），用生理盐水冲洗眼周分泌物，或用毛巾冷敷，缓解过敏导致的充血和肿痛。

（6）注意眼睛休息，减少电子设备的使用时间，远离烟雾。

（7）长期使用激素眼药水会引起其他疾病，请遵医嘱。

（8）补充维生素 C、钙和镁有助于减轻过敏反应。

（9）最好不要化妆。

二、科学用眼：眼药水

（一）眼药水

随着人们生活方式和工作条件的改变，用眼的时间越来越多，很容易患上各种眼病（炎症、干眼症等）。由于眼药水直接、快速的治疗作用，使得很多人把它变成了日常"必备药品"，过度依赖。眼药水主要分为三种类型，具体见表 18-2。

但眼药水归根结底还是"药物"，原则上能不用就不用，再好的眼药水也比不过我们自己的泪液。频繁滴眼药水，会冲刷、稀释我们的正常泪液，还会减弱泪腺的分泌能力。

表 18-2　眼药水主要分类

	抗生素	激素	人工泪液
名称	××霉素 ××沙星	××松 ××龙	玻璃酸钠 甲基纤维素 聚乙二醇 羟丙甲纤维素 聚乙烯醇 维生素× 牛碱性成纤维细胞生长因子
作用	消炎	消炎	润滑、保湿
用途	治疗眼睑、泪道、结膜、角膜等部位的感染，或术后感染的预防	用于比较重度的炎症反应、过敏性炎症、非感染性炎症及术后或眼睛外伤等治疗	润滑眼球，缓解干眼和眼疲劳
使用建议	只能治疗细菌引起的感染，通常3天会有改善，如果症状没有变化，请及时就诊。不正确使用（滥用）抗生素眼药水，会破坏眼睛的菌种生态，引发更严重的感染，还有可能导致干眼症	处方药 有升高眼压的不良反应，若长期使用可能对视神经造成永久损害，导致青光眼	最好使用不含防腐剂的人工泪液，避免长期使用、产生依赖性

（二）误区

眼药水市场鱼龙混杂，特别是网红眼药水，很多人盲目跟风，完全不清楚是否适合自己。在药店或网上购买到的（OTC非处方药），宣传具有抗疲劳、缓解眼部充血和眼部发痒等功效的眼药水，不管是哪国的，都含有激素、抗生素、防腐剂，虽然效果立竿见影，但是治标不治本，长期使用会给眼睛带来很大的伤害：

1.盐酸四氢唑啉是肾上腺激素，能收缩血管，消除红血丝。但是眼睛里的有害物质并没有被消灭，一旦停用，红血丝会迅速复现，而且往往比先前更明显。

2.甲基硫酸新斯的明主要功效是缩瞳，让你的眼睛聚焦和兴奋，消除疲惫感，即使眼睛很累也感觉不到了。

3.氯苯那敏抗过敏，可以立即止痒，但治标不治本，容易贻误治疗时间。

4.防腐剂会破坏眼表，导致角膜炎、干眼症，每天使用含防腐剂的眼药水不要超过 4 次。

5.因含有冰片、薄荷等成分，短暂时间内会令眼睛感觉舒服，在治疗上实际效用不大。

（三）滴眼药水的正确方法

滴眼药水这个动作虽不复杂，但对某些人来说可能有点难：或是对滴瓶尖嘴的恐惧，或是由于眼睛受到药水的刺激，反射性闭眼，导致眼药水被挤出来，失去效用（图 18-1）。

（1）滴前先洗手，如果戴隐形眼镜要先取出。

（2）认真查对药物名称、使用期（一般使用期为开封后四周以内，需注意有效期≠使用期）、适用范围、使用方法等。

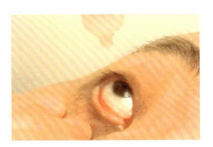

图 18-1　滴眼药水的正确方法

（3）摇动眼药水，观察眼药水是否变色、有无杂质和异味。

（4）取下眼药水的瓶盖，横放或朝上（不要朝下，以免沾染到细菌），请勿触摸滴瓶尖嘴处。

（5）或躺或坐，选择一个舒服的姿势，尽可能使头向后倾斜（或看天花板，将注意力集中在天花板上可帮助部分人缓解紧张）。

（6）轻轻下拉下眼皮，露出了下眼皮和眼球之间的结膜囊。

（7）将眼药水悬空滴入结膜囊内，1~2滴（多了吸收不了），请勿将瓶子碰到眼睛或眼睑。注意不要滴在黑眼珠上，刺激角膜，导致过多的眨眼使药液外流。

（8）滴完眼药水后闭上眼睛2分钟，可以转动一下眼球（有些人提拉上眼皮，使药水覆盖到全部眼球，长久如此容易使上眼皮松弛），但不要眨眼。

（9）如果你需要同时使用两种及以上眼药水，使用间隔应在5分钟以上。

（10）使用后要把盖子拧紧，以减少污染。眼药水要放在阴凉、干燥、通风处保存（有条件的可放入冷藏室5℃保存），一定要和其他类水剂药物分开存放。同时要远离小朋友能接触的位置，防止误食、误用。

（四）阿托品

阿托品是用来散瞳（扩大瞳孔）的一种眼药水。研究发现，阿托品对于控制（而不是治疗）近视有一定的效果——可以减缓近视度数的加深。阿托品的浓度越高（研究中使用浓度为1%、0.5%、0.1%、0.01%），对于近视的控制作用越好，但是停药后近视的反弹也相应越快。同时也发现阿托品的不良反应很多，会有一定的畏光、视物模糊、过敏性结膜炎、皮肤炎、面红发热等症状。

0.01% 的阿托品不良反应最小（但仍有近 10% 的患者畏光、白天需要戴太阳镜或变色眼镜），近视反弹也最小（在医院开药的前提下可作为青少年近视防控的"辅助"用药）。家长千万不要贸然使用！有些家长和机构甚至在使用 0.1% 浓度的阿托品给孩子治疗近视，这会给孩子的眼睛造成不可逆的伤害！

（五）类固醇药物与视力

类固醇药物具有很强的治疗发炎和过敏的功效，包括眼科在内被广泛使用。但它同时也是一种"全身性"药物，药效会影响整个身体，即使是与眼睛无关的类固醇药物（包括外涂的类固醇软膏），过量或长期使用也会对眼睛造成伤害（导致青光眼、白内障等多种眼病）。

所以类固醇药物一定要在医生的指导下使用，千万不要自行到药房配药。就诊时一定要告诉医生你的身体状况（包括是否有糖尿病、高血压、甲状腺疾病、哮喘、胃溃疡、肝肾疾病、心脏病、怀孕等）和当前使用的药物。有些药物会与类固醇相互作用而产生不良反应，比如抗凝血、胰岛素、利尿剂。如果必须长期使用类固醇药物，患者每年至少要做一次眼科检查，以确保用药不会给视网膜造成影响。

服用类固醇药物期间，避免饮酒，最好随餐服用，以免刺激肠胃。当准备停止使用类固醇时，应逐渐减少剂量，不要一下子突然停止，不然会导致严重的不良反应。

三、健康饮食：加工食品

零食、奶茶、培根、外卖等加工食品中盐、糖、油超标，微量元素缺乏，特别是还含有人造黄油。

天然黄油是用新鲜牛奶加工而成的一种固态油脂，含有维生素、矿物质和脂肪酸等，营养丰富，其中铜、硒、锌等微量元素对青少年的视力非常重要（表18-3）。黄油可以直接食用（如涂抹在面包上），也可以用于煎炸食物。奶油是黄油的一种，脂肪含量要比黄油低。

表 18-3　100 克黄油含量　　　　　　　　　　　单位：毫克

成分	核黄素	钙	磷	钾	钠	镁	铁	锌	硒	铜	锰
含量	0.02	35	8	39	40.3	7.0	0.80	0.11	1.60	0.01	0.05

人造黄油一般是经过氢化的植物油（大豆油、菜籽油），有的还会掺入少量的动物脂肪，含有大量的反式脂肪酸。反式脂肪酸会抑制好细胞、提高坏细胞的含量，诱发近视、心血管病、肥胖、糖尿病、癌症等多种疾病，被世界卫生组织严格限制用量（每天不超过 2 克）。

因为人造黄油不容易变质，还能够增加食品的口感和美味，成本低廉，因此被广泛地应用在食品生产和加工中（表18-4）。当然"狡猾"的商家不会直接标示"人造黄油"，而是以"奶精""植物奶油""氢化植物油""氢化脂肪""精炼植物油""固体菜油""起酥油""人造奶油""人造酥油""代可可脂"等别称示人，所以要引起我们的警惕。比如很多人以为生日蛋糕中的是"鲜奶油"，其实它的主要成分是奶精，也就是人造黄油、淀粉、食品添加剂的混合物。另外，不要拿零食当主食，很多学生和上班族为了方便快捷，喜欢用蛋糕、面包、油条做早餐，反式脂肪酸的摄入量将会大大增加。

表 18-4　富含反式脂肪酸的食品

食品	内　容
零食	羊角面包、沙琪玛、威化饼干、夹心饼干、巧克力派、蛋黄派、蛋糕、糖果、代可可脂巧克力、冰激凌、雪糕、薯条、薯片、麻花、蜂蜜蛋糕、曲奇、月饼
速食	汉堡、比萨、油条、炸鸡翅、沙拉酱、方便面
饮品	珍珠奶茶、速溶咖啡

　　购买食品时注意看好食品标签上反式脂肪酸的含量，尽量选择反式脂肪酸含量低的食物。国家规定：当反式脂肪酸含量 ≤ 0.3% 时，食品标示可以为"0"，所以这种所谓的"0"反式脂肪酸并不是真正的不含反式脂肪酸。

第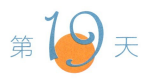天

一、爱眼知识：眼睛和身体

（一）眼睛的"五轮"

眼睛不仅是我们心灵的窗户，也是我们身体健康的窗户，眼部出现的异常，通常预示着身体某一部位出现问题（如糖尿病、高血压、类风湿性关节炎、心血管疾病等）。现代医学认为这是由于眼睛与身体其他组织和器官通过血液、神经联系，而且眼睛是人体中唯一不需要手术，就可以观察到血管和神经的地方。比如在血糖测试还不能检测出糖尿病之前，通过观察眼睛血管的变化就可以及早发现糖尿病的征兆。再比如阿尔茨海默病是一种退行性神经疾病，是由于大脑中的蛋白质异常沉积、缠结杀死神经细胞，逐渐破坏了神经元之间的连接，导致记忆力减退、思维困难、认知能力下降和视觉障碍。之前需要经过一系列复杂的评估和检查，才能诊断出阿尔茨海默病，而现在只需要对视网膜和视神经进行观测就可以诊断出来。

眼睛可以反映出源于远离眼睛的另一组织或器官的疾病，这在中医早就有定论。《黄帝内经》指出："五脏六腑之精气，皆上注于目而为之精"。意思是人之精华藏于眼目，眼睛的不同部位对应

着人体的各个脏腑（图 19-1，表 19-1），并反映出它们的健康状况。这就是中医眼睛望诊的五轮学说。治标还要治本，五脏的调理可以更好地预防和治疗眼睛的各种疾病。

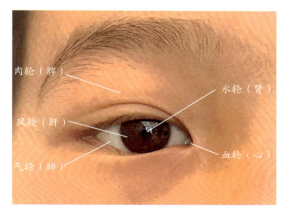

肉轮（脾）
水轮（肾）
风轮（肝）
血轮（心）
气轮（肺）

图 19-1　眼睛的"五轮"

表 19-1　眼睛的五轮

五轮	五行	五脏	五色	五味	部位
风轮	木	肝	青	酸	角膜
血轮	火	心	红	苦	眼角、泪点、血管
肉轮	土	脾胃	黄	甘	眼睑、眼轮匝肌
气轮	金	肺	白	辛	眼白（巩膜）、结膜
水轮	水	肾	黑	咸	瞳孔、房水、晶状体、玻璃体、视网膜

（二）怒目圆睁——甲状腺相关眼病

甲状腺的主要作用是促进新陈代谢，维持正常生长发育。如果甲状腺功能异常（功能亢进或低下），会诱发眼部炎症，导致眼眶脂肪和眼外肌增厚，从而压迫眼球外突、眼压升高、眼睑收缩且闭合不全，医学上称为甲状腺相关眼病。

最初症状是眼睑肿胀、结膜充血、畏光、有异物感，容易被诊断为结膜炎或眼疲劳，对患者视功能及外貌造成了严重的损害。患者大多在 20~45 岁，正处于事业上升期，压力大、睡眠不足和吸烟是三大致病原因。治疗上一般采用药物、放射、手术等多种方法相互配合，同时患者要调整心态、避免情绪激动、戒烟、防止用眼过度、适当运动。

（三）糖尿病视网膜病变

《中国居民营养与慢性病状况报告（2020 年）》指出我国 18 岁及以上居民糖尿病患病率为 11.9%，对比五年前的 9.7%，有所上升。不良的生活方式是造成我国糖尿病的患病率逐年上升的主要原因，由糖尿病引起眼病的患者也逐年增加。英国前瞻性糖尿病研究与糖尿病控制和并发症研究流行病学研究显示，50% 糖尿病患者中，病程在 10 年左右者会出现糖尿病眼病。糖尿病是因胰岛素分泌不足或利用障碍而引起的碳水化合物、蛋白质、脂肪代谢紊乱的疾病，使身体长时间处于高血糖状态，导致眼睛、血管、肾脏、心脏、神经等组织器官慢性病变、功能减退和衰竭。

高血糖会导致视网膜血管受损（肿胀和出血），还可能会出现异常的新血管，导致黄斑水肿、白内障、青光眼等眼病，对眼睛造成伤害，甚至失明。平时要注意饮食健康和有氧运动，如果已经患有糖尿病，应加强早期干预，控制好血糖、血压、血脂，定期做眼科检查，可以有效地预防和控制糖尿病眼病。另外，糖尿病患者最好在血糖稳定时再验光配镜。

（四）高血压

高血压是一种常见病，除了对心、脑、肾等脏器造成伤害，还会影响眼健康。高血压会导致视网膜动脉硬化，血管管径变细，血流变慢，从而容易形成血栓，造成视网膜出血和水肿、缺血缺氧，使视力下降、视野缺损，还会形成新血管，导致视网膜脱离、青光眼、斜视等并发症。

对于高血压患者来说，控制好血压、血脂对眼健康十分重要：血压波动大或长期处于高位的话，建议每个季度复查一次眼底。除药物治疗外，平时的饮食中，需要减少钠盐（盐的摄入量与血压成正相关，每天3克左右）、脂肪和糖的摄入，多吃粗粮、豆类、蔬菜和水果、鱼、禽等食物。同时要注意放松心情，比如观赏游动的鱼，不但可以保护视力，还可以调节血压，比单纯的药物治疗效果更好。

（五）类风湿性关节炎

很多人认为类风湿性关节炎只影响关节发炎、肿痛，但实际上它是一种全身性、慢性疾病，还会影响心、肺、神经、血液，特别是眼睛（类风湿性关节炎与自身的免疫、感染、吸烟、遗传等因素有关）。

类风湿性关节炎会损害身体中的胶原蛋白，而胶原蛋白是眼睛巩膜和角膜的主要成分，会导致眼壁变薄、持续红眼、严重的眼痛、畏光，引发干眼症、葡萄膜炎、巩膜炎、角膜溶解等眼病。另外治疗类风湿性关节炎的药物也会引起白内障，用药一定要遵医嘱。

（六）酒糟鼻

酒糟鼻，俗称"红鼻头"，是一种皮肤疾病，鼻子和脸上会出现红血丝，甚至伴有丘疹脓包，不但奇痒难忍，还影响美观。

酒糟鼻会引起眼部疾病，主要是因为鼻子和眼部的血管相通，如果外鼻出现感染时，病菌就会顺着血液流动，使炎症扩展至眼部。如果不及时治疗，可能会导致眼睛发红、干涩、视力模糊，有灼热感和异物感。所以患了酒糟鼻应及时治疗，同时也要注意：

（1）经常清洁面部。

（2）避免长时间风吹日晒和剧烈运动。

（3）饮食上少饮浓茶、咖啡和酒，少吃辛辣刺激性食物。

（4）避免紧张焦虑的情绪，要保持乐观愉快的心情，不能太疲劳，更不要经常熬夜。

如果引起了眼部感染，除用眼药水外，还可以将婴儿洗发水按照1：20的比例稀释在温水（或0.9%淡盐水）中，清洗眼睑。

二、科学用眼：体温

我们从小就知道37℃是人体正常体温的上限。这个37℃，是1851年一名德国医生的研究成果：他当时对25000人进行了数百万次的腋窝体温测量，得出了这个奉行了近两个世纪的体温标准（当然这一数值会因性别、年龄、时间、测量部位等因素而浮动）。

但是近期研究发现，人类正常体温在过去的一个多世纪一直在下降：当今男性和女性的体温较19世纪分别降低0.59℃和0.32℃，平均体温从19世纪的37℃降到了现在的36.6℃。这意味着医生用来确定是否发烧的标准将被重新定义。

体温是衡量人体健康的重要指标之一。研究表明：体温下降1℃，基础代谢下降12%左右，免疫力会下降30%左右；体温上升1℃，免疫力就会提高5~6倍。

人体保持一个相对稳定的温度，是为了保障内脏器官和体内化学反应的正常运转。随着生活方式的改变，我们逐渐把自己放置在各种封闭空间中，恒定的室温，方便的外卖，坐得多了，走得少了，运动量严重不足，更好的卫生条件使我们远离病菌，减少了通过新陈代谢来保持体温的动力。现代医学的进步，让我们用各种药物解决了大部分疾病，却没有让我们的免疫系统有效运转起来，这也导致了体温下降。

有些发热正是因为身体在对抗病毒而自动调节到较高温度，这时最好采用物理降温，不要一上来就打退烧针。在最高40℃的范围内，一定程度的发热是对免疫力的良性刺激：能使机体代谢增强，促进抗体的形成，增强吞噬细胞的吞噬功能和肝脏的屏障解毒功能，从而提高机体的防御。特别是提升青少年的免疫力不能靠保健品，更不应该靠药品。

当然并不是体温越高越好、持续时间越久越好：当发热超过了一定程度时，可能会影响机体的代谢过程，引起多系统特别是中枢神经系统的功能紊乱。如果炎症严重，体温反而不升高，说明机体反应性差，抵抗力低下，是预后不良的征兆。

正常恒定的体温意味着血液循环正常，血液中新鲜的氧气和养分可以充分营养眼睛等身体各个组织。当体温低于 36℃时，身体就会颤抖以产生热能，且伴随黑眼圈、鼻头、面色、手掌发红、嘴唇发紫等症状；当体温降到 35℃时，被称为低体温症，患者自觉畏寒怕冷、皮肤湿冷、四肢冰凉、不愿起床、走路困难；当体温低于 35℃且持续时间超过 24 小时，容易出现心搏骤停。由于压力增加、久坐不动、睡眠饮食不规律等因素，畏寒症患者越来越多。

测量基础体温

掌握自己的基础体温可以有效评估自身免疫力的强弱变化和健康状态。

要求：人体处在清醒且平静，不受肌肉活动、精神紧张、食物及环境温度等因素影响时。

时间点：经过 6~8 小时安静睡眠后，清醒、起床前。

工具：水银体温计或电子体温计。

位置：腋下。

时长：5 分钟。

如果你有体弱多病、睡眠障碍、食欲降低等表现，说明你的免疫力比较弱。我们的免疫系统（图 19-2）由免疫器官（骨髓、脾脏、淋巴结、扁桃体、阑尾、胸腺等）、免疫细胞（淋巴细胞、吞噬细胞、粒细胞、血小板等），以及免疫分子（抗体、溶菌酶、免疫球蛋白、干扰素等细胞因子）组成，是机体进行自我保护的一种能力。它主要有三个作用。

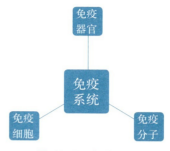

图 19-2　免疫系统

1. 识别和清除体内衰老死亡细胞及各种垃圾

比如，红细胞的寿命只有 120 天，之后，就会死亡变成垃圾，这就需要自身的免疫系统把它清除掉。

2. 抵御疾病

防止外界病原体入侵、清除已入侵病原体及其他有害物质。

3. 修复

修补受损的器官和组织，使其恢复原来的功能。

免疫系统的功能本身是很强的，但正是由于化学药品的不良反应以及人类不健康的生活方式，使免疫系统的功能下降。

"感冒"被称为百病之源，在英语中，感冒就是"cold"。99% 的疾病都和免疫系统失调有关，而体温直接影响免疫力。

1. 身体新陈代谢速度减慢

酶是代谢等化学反应的催化剂，在体内温度为 38℃的时候活性最强，所以如果体内温度变低，它们的作用也会相应降低，从而减缓人体新陈代谢速度。

2. 排毒功能降低

新陈代谢就是"去旧迎新"，血液把从肠胃吸收来的营养物质运送给 60 万亿个细胞，之后再由每个细胞和组织各司其职，最后身体的废物就会由血液运往肾脏和肺部，然后通过尿液和呼吸排出体外，这一连串流程，在身体变冷后将变得缓慢。

3. 血液被污染

体温下降，血液流动变慢，新陈代谢减缓，首先会导致排泄不畅。而排泄物淤积在体内，则会引起水分和体内废物的过量积存，血液因此就会被污染。如果新陈代谢速度继续变慢，所有的细胞和组织的活性都会降低，此时会引起肠胃、肝、肺和脑等全身器官的机能低下，进而引发各种疾病。

提高体温1：运动

35%~40% 的体温是由肌肉产生的，因此运动不足毫无疑问是体温下降的主要原因之一。世界卫生组织推荐在校青少年每天 1 小时的中高强度身体活动，但是在知识竞争的压力下，我国青少年忙于学业，挤占了体育锻炼的时间，再加上很多课业需要在电子产品上完成，超过 80% 的学生陷入了运动不足的状态，体温在 36℃ 以下的约占 30%。体温的降低不仅易使青少年遭受近视、哮喘、过敏等疾病之苦，而且有的青少年正受到肥胖、贫血性心脏病、高血压、糖尿病等成人病的侵蚀，严重影响了升学和就业。

青少年缺乏运动必将危害他们的身体健康，增加青少年运动量已经迫在眉睫。积极运动能够促进心肺功能、肌肉适能和心血管代谢健康，降低眼压，改善视网膜和视神经的血液流动，有效防治近视、青光眼、糖尿病视网膜病变和黄斑变性等。青少年平均每天应有2小时以上的户外时间，其中1小时做一些中高强度运动；成年人平均每天需要30分钟以上运动时间。不建议四十岁以上人群做激烈的运动，出汗就好，不要大汗淋漓。

提高体温2：饮食

人类长达300万年的历史中，除了最近的40~70年，我们的祖先几乎都在饥饿状态中度过，所以我们的原始基因是饥饿基因。但是到了今天的饱食时代，人的身体却不知道该如何处理过剩的营养，结果营养堆积在了体内的细胞中，阻碍了代谢，从而引发了各种疾病。再加上现在的食物太精细，膳食纤维少，容易消化，减轻了肠胃负担，不知不觉就会摄取过量。相信很多人都有吃饱后会产生睡意的经历，这是因为大量血液为了消化食物而集中于肠胃，使得流往脑部的血液减少。食物摄取过量，血液过度集中至肠胃，肌肉和其他器官的血流相对不足，体热无法充分产生，就会出现体温下降的现象。

为了更好地让读者理解什么是饥饿基因，请大家想象一下鸟（禽类）孵蛋的情形。鸟用身体的热量孵蛋，两三周时间几乎不吃不喝，这表明少吃甚至绝食状态下，个体会自发产生维持生命的热量。相反地，摄取过量的食物反而无法顺利产生热量，因而导致体温下降。肥胖儿童的体温都有下降倾向，切实地反映了上述事实。

在不能保证足够运动量的前提下，推荐采用"断食法"：比如平日 3 餐、周末 1~2 餐。这个方法的好处是，想吃什么吃什么，荤素搭配，没有太多的限制。不建议完全素食，因为人体有些必需的营养还是要从肉类中获取。

提高体温 3：热水澡

现代社会可以说是充满压力的时代：学生时肩负着全家人的期望，应对升学考试，进入社会后又成为企业战士，依然每天笼罩在精神压力之下。精神压力会使全身的血管收缩，血液循环状况恶化，从而导致体温下降，并出现脸色苍白、手脚发抖等症状。现代医学确定胃病主要是由情绪引发的，当胃黏膜的血液循环不佳时，黏膜的防御因子受到胃酸等攻击因子侵袭，最后会形成胃溃疡等胃病。

运动是最好的解决办法，但是对于不爱运动的人推荐洗热水澡、泡澡或蒸桑拿，可以使血液温暖，促进循环，舒缓压力。日本人长寿的一个秘籍就是经常泡澡。

三、健康饮食：桑葚

五脏中，一般肝脏最先衰老。当眼睛得不到肝血的滋养，就会变黄，越来越浑浊，没有光泽。进入子时，气血归肝胆滋养，经常熬夜会耗用气血，伤及肝胆，影响眼睛。

桑葚（图 19-3）是养肝血的不二之选。桑葚营养价值丰富，含有大量的游离酸、氨基酸、矿物质（锌、铜、锰、钼、硒、铁、钙、磷等）、维生素（维生素 B1、维生素 B2、维生素 C、维生素 E 等），以及胡萝卜素、花青素、多糖、活性蛋白、粗纤维、白藜芦醇，具有增强免疫力、抗癌、促进造血细胞的生长、抗氧化、防衰老等作用。桑葚可以直接食用，还可以榨

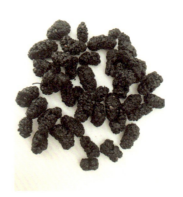

图 19-3　桑葚

汁、泡水、泡酒。推荐桑葚粥，做法简单，每周可以食用 1 次。

桑葚粥

食材：桑葚 25 克，小米 50 克，1 升水（可添加枸杞、红枣）。

功效：补肝护肾、黑发明目、缓解视疲劳。

做法：

（1）水煮开后放入小米。

（2）10 分钟后放入桑葚、枸杞和红枣。

（3）再煮 10 分钟，关火完成。

注意事项：

（1）感冒发烧、炎症、腹泻期间不宜食用。

（2）糖尿病患者慎用。

（3）婴幼儿不要大量食用。

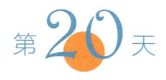

第**20**天

一、爱眼知识：眼外伤

（一）树立保护眼睛的安全意识

每年有很多人在参加体育运动或娱乐活动，甚至在家里活动时眼部受伤，所以树立保护眼睛的安全意识非常重要。

1. 在做有肢体接触的对抗运动时，或玩飞镖、射弹玩具枪时，或使用化学试剂时，请佩戴护目镜（不同于普通的框架眼镜），可以防止超过 90% 的眼睛受伤。

2. 家长要教会孩子安全使用剪刀、铅笔、筷子、改锥、衣架、钥匙等用品。

3. 开车时，请将儿童正确地固定在安全座椅上。

（二）眼外伤的初期救治

眼外伤的发生多是非常突然的，而正确的初期救治对于避免造成二次伤害和预后非常重要！

（1）如有铅笔、竹筷等异物扎进眼内，请勿尝试取出，用消毒纱布或纸巾或手帕覆盖于创口处止血（勿施压），再用干净的杯子扣在有异物的眼上，乘车就医，途中尽量减少颠簸以减少眼内容物的涌出。

（2）眼睛被击打肿了（未流血），切不可按揉或热敷，以免加重皮下血肿，应立即用冰袋或凉毛巾进行局部冷敷，以期消肿止痛。24~48小时后可改为热敷，以促进局部瘀血的吸收。

（3）洗手液、消毒液等化学物质溅到眼睛里时，立即用大量清水反复、彻底冲洗，不要在眼上涂任何药物，自救后应立即就诊。

（4）迷眼，切勿揉擦眼睛，避免划伤角膜，正确的方法是尽量刺激流泪将异物排出。

（三）眼眶骨折

眼眶对眼球起到保护作用，眼眶骨折是指眼球周围的骨头遭受外力撞击（如拳击、摔伤、交通事故等）而断裂。

眼眶骨折会出现以下症状：

（1）眼睛周围青紫、水肿、麻木。

（2）结膜出血，视力模糊。

（3）眼球鼓起或凹陷、无法正常移动。

（4）复视。

（5）张嘴时脸颊剧烈疼痛等。

去医院之前，建议先敷上冰袋。眼眶骨折对眼睛伤害很大（主要是视神经损害），除了要做外科检查，还要进行眼科检查（包括视力、眼球运动、瞳孔反射、视野和眼底）。多数情况下会采用药物治疗（抗生素、维生素类）。如果出现眼球移动受限、复视、视力下降甚至失明等症状，则需要手术治疗。

（四）眼球震颤

眼球震颤是一种无法控制的眼球摆动或跳动（方向可以水平、垂直或旋转），通常不是一个独立的疾病，是由于视觉系统、眼外肌、内耳及中枢神经系统的疾病引起，在紧张、愤怒、伤心等负面情绪时震颤程度会加重。

先天性眼球震颤患者大都有家族病史，不但会对婴幼儿的身体造成伤害（弱视、斜视、近视、眼肌萎缩、视觉功能减弱或丧失），而且，对其心理的影响巨大，容易造成自卑、自闭，学习效率降低，所以早期诊断非常重要。

后天性患者主要是由头部外伤、中风、酗酒、药物、毒品和黄斑区障碍等引起，往往有"世界在颤抖"的感觉（先天性患者因注视反射尚未发育，所以一般无自觉症状）。

目前眼球震颤还无法治愈，但是可以通过佩戴眼镜（可以使视力清晰，帮助减缓眼球的运动）和手术（调整眼肌，从而降低震颤频率与幅度）来缓解。药物引起的眼球震颤，在停止用药后会消失。

特别强调的是眼球震颤手术仅仅是改善，不是治愈，而且还存在风险，一般需要 2~3 次手术。

二、科学用眼：激光手术

激光角膜屈光手术，通俗地讲就是通过改变角膜形状，将其切削成一副隐形眼镜，来矫正由于屈光不正（近视、远视和散光）引起的视力问题。全飞秒激光手术在目前激光角膜屈光手术中精度和安全性最高。飞秒（femtosecond）也叫毫微微秒，是 1 秒的一千万亿分之一。飞秒激光是周期可以用飞秒计算的超强、超短脉冲激光。飞秒激光技术已经广泛用于医疗（病变早期诊断、医学成像、基因疗法、外科手术）、超小型卫星制造等诸多领域。

激光手术前要进行 20 多项检测，包括眼压、角膜厚度、角膜地形图、晶状体、眼底、像差等。手术过程 10~15 分钟（飞秒治疗时间 10 秒）。手术后要按时滴眼药、定期复诊、注意眼压变化、不要做剧烈碰撞运动、减少近距离用眼时间，避免眼疲劳。

激光手术的误区

激光手术过程安全，并不表明手术没有风险。

1. 手术不是一劳永逸的

手术只是暂时改变了患者的裸眼视力，但这不是一劳永逸的。不良的用眼和生活习惯，还会导致度数反弹。激光手术没有改变原有的眼底病变，如视网膜变薄、萎缩、裂孔、脱落等。

2. 并不是所有人都适合做手术

只有同时具备以下三个条件的患者才适合做手术：

（1）年龄 20 周岁左右，且最近两年内屈光状态相对稳定（每年最大 50 度变化）。因为到 20 岁时眼轴才完全停止发育，如果提前手术，随着年龄的增长和眼内组织逐步发育完善，术后几年内可能会出现新的近视度数。

（2）角膜要有足够的厚度（角膜中心厚度大于500微米）。

（3）不能有以下病症或状态：圆锥形角膜、青光眼、严重干眼症、眼外伤、糖尿病、角膜炎、结膜炎、重度弱视和近视、孕妇和哺乳期等。

3. 手术后可能会出现并发症

眼痛、视力模糊、干眼症、眼痒、怕光、容易感染、夜间视力下降等。

很多机构抓住了高考学生填报志愿对视力要求的痛点，宣传不到18岁就可以做手术，这是极不负责的。截至2019年，全世界屈光激光手术近200万例，其中中国占到一半以上。固然中国近视患者绝对人数较多，但是和滥用抗生素、过度输液一样，激光手术存在着盲目追求商业利益现象。无论患者和医生，都应充分认识到手术存在的风险，审慎地选择和施行手术。

三、健康饮食：豆类

豆类含有丰富的对眼睛有益的蛋白质、脂肪、维生素和矿物质，经常吃豆类食物，可营养眼球，有助于提高眼睛的免疫力和缓解眼疲劳。豆类食物还可以替代部分肉类食物，不但可以减少胆固醇的摄入量，还可以通过豆类中的卵磷脂起到软化血管、调节血脂的作用。由于豆类中含有抗营养因子，所以一定要加热后再食用。

（一）黑豆

黑豆有"豆中之王"的美称，富含抗氧化成分——花青素。以下两款美食，对防治眼病和术后恢复有很好的帮助。

1. 黑豆核桃奶

功效：黑豆和核桃具有降低胆固醇、滋养脑细胞、增强睫状肌活力和巩膜韧性，改善眼疲劳和预防近视的功效。

原料：黑豆粉 1 匙，核桃仁粉 1 匙，牛奶 1 袋，蜂蜜 1 匙。

做法：将黑豆粉、核桃仁粉、蜂蜜放入牛奶中搅拌即可。

时间：早餐。

适用人群：所有人。

2. 醋泡黑豆

功效：补肾养肾，促进排毒，保护视力，改善干眼症等眼病。

原料：黑豆 100 克，醋 300 毫升。

器具：可密封的玻璃瓶。

做法：

（1）将洗净控干的黑豆放入炒锅中。

（2）中火干炒到爆皮（约 5 分钟）。

（3）小火再炒约 5 分钟关火，注意不要炒煳。

（4）凉了后放入玻璃杯中，倒醋，没过黑豆到瓶口。

（5）密封 10 天后可食用。

时间：早晚各吃 5 粒。

适宜人群：成年人。

（二）蚕豆

蚕豆营养极其丰富，含有人体必需的八种氨基酸，维生素的含量也较高，还是低热量食物。医学研究表明，蚕豆可以增强人体免疫力，促进机体发育，保护心脑血管，改善胃肠功能，特别是在预防和治疗近视、夜盲症等眼病上起到重要作用。蚕豆特别适合脾虚腹泻者食用，但不可生吃，也不可过量，以防腹胀。

（三）豆芽

豆芽是餐桌上最常见的一道菜，有黄豆芽、绿豆芽、豌豆芽等，其中以黄豆芽的营养价值最高，还可以消除眼疲劳。黄豆在发芽过程中，由于酶的作用，营养价值和营养利用率都成倍增加，特别是在黄豆状态时几乎不含维生素 C，而在黄豆发芽后含有大量的维生素 C。饮食上也要注意几点：

（1）豆芽属于凉性食物，脾胃虚寒者不宜多食，冬季烹饪时放点姜丝。

（2）豆芽最好用水焯熟，下锅后要迅速翻炒，以减少营养素的损失。

（3）选购 5~6 厘米长、有根的豆芽（无根豆芽大都是以激素和化肥催发的，是国家食品卫生管理部门明文禁止销售和食用的蔬菜），条件允许可以自家栽培，也是一种乐趣。

豆芽是芽苗菜的一种，还有蔬菜类芽苗菜、谷类芽苗菜等，都是由种子直接生长的可食用蔬菜（表 20-1）。芽苗菜可以供给细胞充足且均衡的营养，具有降脂降血糖、抗氧化、抗辐射、提高免疫力的作用，是具有未来前景的绿色食品。

表 20-1 芽苗菜种类

种类	明细
豆类	黄豆、绿豆、豌豆、蚕豆、花生、红豆、黑豆、扁豆等
蔬菜类	枸杞、菠菜、芥蓝、芥菜、香椿、紫苏、芦笋、苜蓿等
谷类	荞麦、莜麦、大麦、小麦等

第21天

一、爱眼知识：视力筛查和眼科检查

不少家长经常抱怨：我们孩子的视力一直很好，为什么突然近视了？近视并不是"突然"发生的。家长之所以对孩子的近视"后知后觉"，主要是因为大多数家长并没有定期带孩子做眼科检查的习惯，以至于无法及时发现孩子的视力问题。

视力筛查是指通过视力表（裸眼视力）和电脑验光仪进行的一种检查视力的手段，主要是针对屈光不正（近视、远视和散光）、斜视和弱视的筛查。眼科检查是对眼睛和视觉的综合性评估，包括眼睛生理结构检查和视功能检查（表21-1）。

表21-1 眼科检查项目及注意点

眼科检查	项目	注意点
眼外观（附属器）	眼睑、结膜、泪器（泪腺和泪道）、眼眶、眼球等	眼睑缺损、内外翻、下垂，倒睫，泪道阻塞，眼球震颤，结膜炎，斜视等
眼球前段	角膜、巩膜前段、前房、虹膜、瞳孔、晶状体、眼压、屈光	测量角膜地形图（弯曲度和光滑度），检查房水、红光反射，以及是否有青光眼、近视、远视、散光、弱视等症状
眼底	玻璃体、视网膜、黄斑、中心凹、脉络膜、视神经	通过光学断层扫描（OCT）和荧光素眼底血管造影来诊断视网膜病变、视神经病变等

续表

眼科检查	项目	注意点
视功能	视力、色觉、视野、立体视觉、动态视觉	屈光不正、色盲和色弱、周边视觉

视力筛查只是眼科检查的一部分，青少年需要进行定期的全面眼科检查，并建立《视力发育档案》，包括散瞳验光度数、眼轴长度、角膜曲率半径、眼压等数据，以便及时发现视力问题并采取有效措施进行干预（表 21-2）。研究证明，定期筛查、早期发现、正确治疗，全球 90% 以上的致盲性眼病是可以预防和治疗的。除了在成长发育的各个重要阶段需要做眼科检查，以下情况也需要定期检查：

（1）一定要了解家族病史，是否患有先天性或遗传性疾病，如早产、唐氏综合征、先天性白内障和青光眼等。

（2）患有高血压、糖尿病、动脉硬化、肥胖症等慢性疾病，眼科检查可能会挽救生命。

（3）高度近视、学习障碍等。

表 21-2　眼科检查时间表

年龄	关注点	检查
0~6 月	红眼反射和眨眼，早产儿视网膜病变	早产儿需进行眼底检查
6~12 月	先天性白内障、泪道堵塞	1 次眼科检查
1~3 岁	弱视、斜视、眼睑下垂、视网膜瘤	1 次眼科检查
3~5 岁	屈光不正、斜视、弱视、结膜炎	1 次眼科检查

年龄	关注点	检查
5~20 岁	近视和高度近视	每半年视力筛查，每 1~2 年做眼科检查
20~40 岁	干眼症、视网膜病变	每 2 年做 1 次眼科检查
40 岁以上	白内障、青光眼、糖尿病视网膜病变、视网膜静脉阻塞	40 岁做 1 次眼科检查，之后每 2 年做 1 次眼科检查
60 岁以上	白内障、青光眼、糖尿病视网膜病变、老年性黄斑变性	每 1~2 年做 1 次眼科检查

由于青少年的眼调节力较强，所以必须进行散瞳验光才能得到准确的数据，而学校的视力筛查做不到这一点。可能有家长担心散瞳药水（阿托品）是否会伤害眼睛，其实不必多虑，阿托品还是矫正近视的药物。

二、科学用眼：学习障碍与视力

孩子是否有下面列出的学习困难现象？

（1）阅读困难：不喜欢阅读，阅读速度慢、犯困，经常读丢文字或跳行，需要用手指着字才能阅读，经常看错题、漏题，区分形似数字和文字出错（如人和入、大和犬、了和子、月和用、6 和 9、12 和 21）。

（2）书写困难：同样的作业，有的孩子很快就做完了，但是有的孩子却用了几倍的时间来完成；写字经常多一撇、少一画或挤成一团。

（3）数学困难：难题可以解出来，简单的计算题却错了（忘记进位或错位）。

（4）空间困难：区分不出前后、左右、远近、长短、大小和高低。

这些学习困难现象常常被误认为"不努力""太粗心"，孩子经常被告知如果"更加努力"或"注意力更集中"的话，就可以做得更好。其实这是一种非智力因素的学习障碍，15%~20% 的同学存在学习障碍。

学习是认识客观事物的过程，也是对信息进行加工处理的过程，包括信息输入（感知觉）、记忆、思维、想象等认知要素。80% 以上的信息输入都来自视觉，因此，相当一部分学习障碍的问题根源在于视觉问题。

通常我们阅读时，会将看到的字词与它的含义、熟悉的经验和信息联系起来。比如看到"狗"字，会联想到和狗狗玩耍的场景。但是有学习障碍的孩子很难处理这些联系——这是视知觉转换障碍。再比如由于眼球移动不平稳，阅读时容易滞后和跳跃，所以考试时竟然可以把整道题漏掉，而本人事后说自己当时没看见有这道题——这是视动综合能力弱。可见即使视力能达到 1.0 这一正常标准，仍然可能存在其他方面的视觉功能异常（与学习障碍相关的视功能异常，少部分是因为斜视、弱视）。

当发现视觉功能异常之后，应该进行完整的眼视光学检查，然后进行有针对性的视觉功能训练，做到早干预、早治疗。我们治疗的终极目标不只是拥有良好的视力，还要形成良好的双眼视觉功能和视觉信息处理能力，这样才能满足学习和工作的需求。

我们一出生就开始用眼睛探索世界，眼睛为我们提供了健康成长过程中约80%的信息。健康的眼睛不只是能看清视力表，更是完整的双眼视觉功能（如聚焦、变焦、运动视和立体视等）。婴幼儿和青少年时期是视觉发展的关键时期，视力健康问题会导致发育迟缓（如认知功能下降、永久性视觉损伤），父母在孩子视力正常发育方面起着重要作用，不仅要定期带着孩子做视力检查，还要在平时观察孩子是否出现视力问题，并抽出时间通过各种活动帮助孩子视力健康发展（表21-3）。

表21-3　婴幼儿和青少年视力发育情况及家长助力

年龄	视力发育情况	家长助力
出生	视物距离20厘米左右；宝宝出生时对明亮的光线非常敏感（医生会做瞳孔红光测试），瞳孔常处于收缩状态，随着适应会逐渐扩大	与宝宝近距离交谈，以熟悉家人的面孔；每次喂食时交替左右两侧；屋内光线柔和、不要太亮
1个月	视物距离最远可增加到1米，但是仍然喜欢近距离物体；视物还是二维图像，尚未具备轻松在两个图像之间移动眼睛的能力	用对比度高的黑白图案吸引宝宝的注意力；每两周更换婴儿床的位置（避免宝宝只盯住一个方向）；注意眼屎如果多可能是泪囊炎

年龄	视力发育情况	家长助力
2个月	双眼开始聚焦，注视物体（比如小手、熟悉的脸）5秒钟；当有物体很快地靠近眼前时，会出现眨眼等保护性反射；出现应答性微笑	在视线上方90度范围放置可活动的对比度高的彩色玩具（红色为主）；这时双眼动作可能不协同，通常属于正常现象；如早产或有斜弱视和高度屈光不正家族病史，需做眼科检查
3个月	视线可以随物体移动而移动（追视），观察双眼追随物体的幅度	注意双眼是否聚焦和追视（遮盖检测，如果没有，可能有斜视、弱视风险，建议就诊），是否眼睑下垂
4个月	开始有眼睛、头、手臂的协调能力，伸手抓或击打运动物体；对玩具颜色和形状感受加强	将有声音的彩色玩具放在婴儿的视线范围内，锻炼宝宝循声抓住、拉动和踢动；开始补充胡萝卜泥
5个月	眨眼次数增多；开始对立体有一定的认知；手眼协调得更好，可以在眼睛的控制下玩手上物品	让宝宝在地板上玩耍和探索，提供可以握在手里的彩色积木；检查泪道阻塞现象是否缓解
6个月	能辨别物体的远近（空间感知），可以抓住物体并在眼前玩耍；开始注视较远物体，如路上行人和车辆	宝宝抓住物品时，一边大声说出物品的名字，一边牵动宝宝的手
7个月	目光可以随物体90度转动，喜欢寻找那些突然不见的玩具（开始建立视觉记忆，虽然可能只是该物体的一部分）	跟宝宝玩"躲猫猫"的游戏，观察宝宝的兴奋程度和反应及时与否；做一次全面的眼科检查

年龄	视力发育情况	家长助力
8 个月	开始爬行，爬过去拿自己喜欢的玩具，锻炼眼和身体的协调性	锻炼宝宝视线随物体上下左右移动
9 个月	试图站起来；可以看到较小物体（小虫、蚊子）	锻炼辨别物体的大小和形状，区分简单的几何图形；开始补充蓝莓汁
10 个月	可以感知物体间的距离	锻炼寻找玩具
11 个月	能够用拇指和食指抓住物体	锻炼模仿动作
12 个月	试图走路，可以精确地扔东西；50% 的遗传或先天性眼病发生在 1 岁以内	鼓励多爬，以发展更好的身眼协调能力
1~2 岁	加强身眼协调能力和空间感知，提高运动技能和肌肉发育；注意孩子在识别颜色、形状时是否存在障碍，是否经常揉眼、歪头视物，因为这个年龄段的孩子通常不会抱怨眼睛问题。2 岁开始，视皮层的可塑性开始逐渐减弱	手眼协调（如堆叠积木、组装拼图），身眼协调（滚球、扔球和接球），视觉记忆（绘画、涂鸦、看画册）；创造与其他小朋友互动的机会；做一次全面的眼科检查（斜视、弱视、眼睑下垂等）
3~5 岁	增强视觉记忆能力；提高精细的运动技能	手工（着色、剪切、粘贴、穿珠）、户外运动（球类、骑自行车）、阅读和讲故事；做一次全面的眼科检查

续表

年龄	视力发育情况	家长助力
6~18岁	在整个教育过程中对视觉能力的要求越来越高（教科书中字体变小，近距离用眼时间显著增加）；当某些视觉技能尚未发展或发展不佳时，学习上就会遇到困难、不能有效学习；孩子可能不会告诉你有视力问题，因为他们可能认为自己看到的方式就是每个人都看到的方式；培养科学用眼习惯	家长需要警惕一些可能表明孩子有视力障碍的症状，如经常头痛、眼睛疲劳，经常揉眼或频繁眨眼，不爱阅读或眼睛贴近阅读，歪头、眼睛向内或向外，视物重影，记忆力不好、注意力分散或多动、某个运动或活动中表现不佳；每年进行一次眼科检查；每天2小时以上户外时间

每个孩子的视力发育时间节点不一定与《婴幼儿和青少年视力发育情况及家长助力表》完全吻合，重要的是积极开展适龄的活动，同时尽早发现问题。

三、健康饮食：桑叶

桑叶，又名"神仙草""长寿茶"。桑叶中含有丰富的氨基酸、维生素、矿物质（镁、钙、钾、硅、磷、铁、锌、铜等）以及多种生理活性物质，具有降"三高"（高血糖、高血压、高血脂）、抑菌消炎、抗氧化、延缓衰老等作用，对糖尿病眼病、视网膜病变、结膜炎、干眼症、飞蚊症、眼疲劳都有辅助治疗作用。

桑叶早已被国家卫生健康委员会列为"药食同源"食品。霜后的桑叶比春季桑叶中的矿物质、维生素以及水溶性物质的含量更高，建议选择"霜桑叶"或"冬桑叶"（图 21-1）。

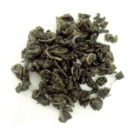

图 21-1　冬桑叶

桑麻丸

桑叶和黑芝麻有补益肝肾，养血明目的功效，可以缓解和改善飞蚊症、干眼症、眼疲劳等症状。

原料：桑叶 500 克、黑芝麻 500 克（炒熟）、蜂蜜

制法：将桑叶和黑芝麻打碎，加上蜂蜜揉成丸（小拇指大小）

用法：早晚各服一丸，30 天为一个调理周期

注意事项：

（1）用淡盐水送服，更利于吸收。

（2）成年人 40 岁可开始服用，不建议儿童、青少年服用。

桑菊茶

桑叶和菊花具有平肝明目、清热解毒的功效，特别对久坐不动、用眼过度、眼睛干涩红肿有缓解作用。

原料：桑叶 10 克、白菊花 10 克（可添加枸杞）

制法：70~80℃的水冲泡，5 分钟后即可饮用

用法：代茶饮用

注意事项：

（1）饭后饮用，不适合空腹饮用。

（2）女性生理期、哺乳期不宜饮用。

（3）反复腹泻者不宜饮用。

（4）成年人每天饮用 500~1000 毫升，儿童减半。

（5）不建议长期饮用，15 天为一个调理期。

桑叶熏蒸

桑叶用水蒸气熏蒸，可以辅助治疗干眼症、结膜炎等眼病，非常适合上班族。

原料：桑叶 20 克

制法：桑叶洗净后放入清水中煮 15 分钟，煮好的水放入宽口杯中

用法：水蒸气熏蒸

注意事项：

（1）水蒸气温度控制在 40℃左右，眼睛距离杯口 5 厘米。

（2）每天可多次熏蒸，每次 5 分钟。